Dʀ H.-L. THOINOT

COURS

D'HYGIÈNE

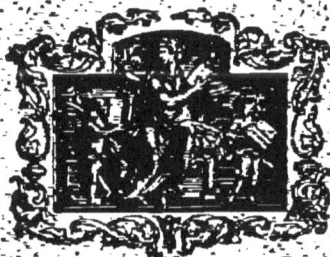

PARIS

LIBRAIRIE CH. DELAGRAVE

15, RUE SOUFFLOT, 15

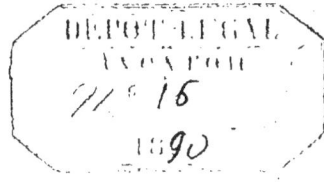

COURS
D'HYGIÈNE

COURS COMPLET D'ENSEIGNEMENT
DANS LES ÉCOLES NORMALES PRIMAIRES

COURS
D'HYGIÈNE

DEUXIÈME ANNÉE

Ouvrage rédigé conformément aux programmes revisés des Écoles
normales d'Instituteurs et d'Institutrices,

PAR

LE DOCTEUR H.-L. THOINOT

AUDITEUR AU COMITÉ CONSULTATIF D'HYGIÈNE DE FRANCE

AVEC PRÉFACE DU DOCTEUR BROUARDEL

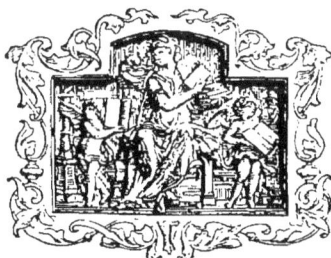

PARIS

LIBRAIRIE CH. DELAGRAVE

15, RUE SOUFFLOT, 15

—

1890

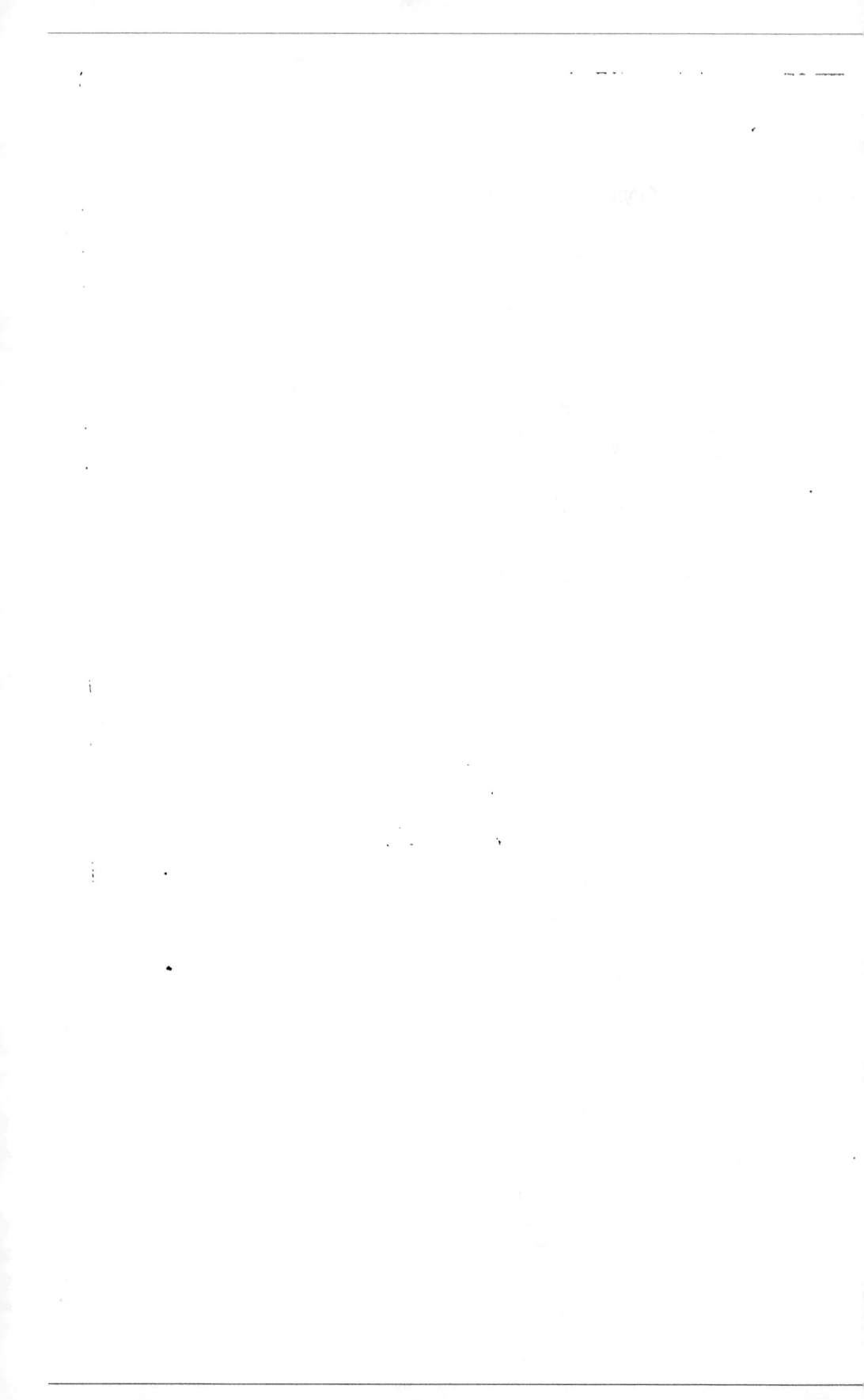

PROGRAMME OFFICIEL

HYGIÈNE (VINGT LEÇONS D'UNE HEURE).

L'eau. — Les diverses eaux potables : eau de source, eau de rivière, eau de puits. L'eau de source seule est pure ; toutes les autres eaux peuvent être contaminées ; modes de contamination.

Des moyens de purifier l'eau potable : filtration, ébullition.

L'air. — De la quantité d'air nécessaire dans les habitations, etc. Dangers de l'air confiné. Renouvellement de l'air, ventilation, voisinage des marais.

Les aliments. — Falsifications alimentaires principales des aliments solides et liquides ordinaires.

Les viandes dangereuses : parasitisme ou germes infectieux (trichinose, ladrerie, charbon, tuberculose).

Viandes putréfiées, intoxication par la viande du porc, les saucisses.

Les maladies contagieuses. — Qu'est-ce qu'une maladie contagieuse ? Exemple : une maladie type et démonstration simple. Le charbon, expériences de M. Pasteur. Indication rapide des principales maladies contagieuses de l'homme.

Mesures de précaution. Ce que c'est que la désinfection.

Les matières fécales. — Moyens d'évacuation : fosses fixes, étanches, etc. Épandage, préservation des cours d'eau. Les maladies transmises par les matières fécales : fièvre typhoïde, choléra.

La maison salubre. — La maison d'école salubre (application des préceptes précédents). Air, eau, lieux d'aisances, etc.

Les maladies contractées à l'école. — Teigne, gale ; exemples de quelques maladies contagieuses. Fièvres éruptives (variole, rougeole, scarlatine).

Vaccination, revaccination. — Mortalité par variole.

Hygiène de l'enfance. — Nouveau-né. Son alimentation. Préjugés populaires. Le lait. Dangers quand il provient d'une vache tuberculeuse.

De quelques maladies des animaux. — La rage, la morve, la peste bovine, le charbon. Abatage. Enfouissement (loi du 21 juillet 1881 sur la police sanitaire des animaux).

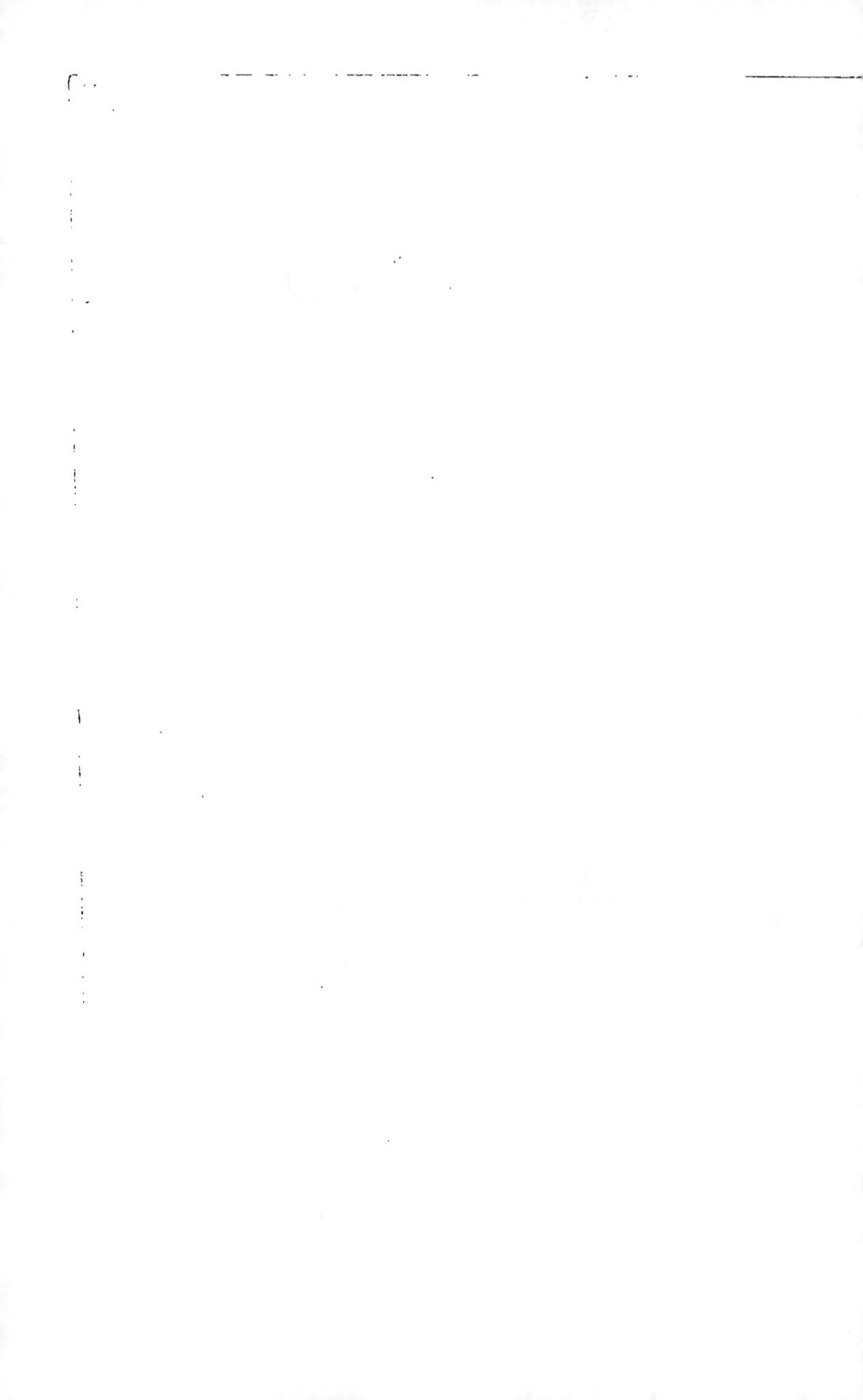

INTRODUCTION

Le programme officiel se divise naturellement en dix chapitres.

Nous avons réparti la matière de ces dix chapitres en dix-neuf leçons. La vingtième pourrait être consacrée à une rapide revue d'ensemble portant sur les points les plus importants, ou ceux que les élèves auraient saisis moins facilement.

La division que nous avons adoptée est d'ailleurs absolument arbitraire, et toute autre pourra lui être substituée par le professeur, qui sera le meilleur juge en la matière.

Nous accueillerions avec le plus grand plaisir et la plus grande reconnaissance toutes les observations qui pourraient nous être adressées sur ce modeste *Cours d'hygiène* par MM. les Instituteurs : il contient bien des lacunes volontaires, mais nous serions vivement .fâché qu'il contînt quelque obscurité que ce fût.

Docteur H.-L. Thoinot.

Novembre 1889.

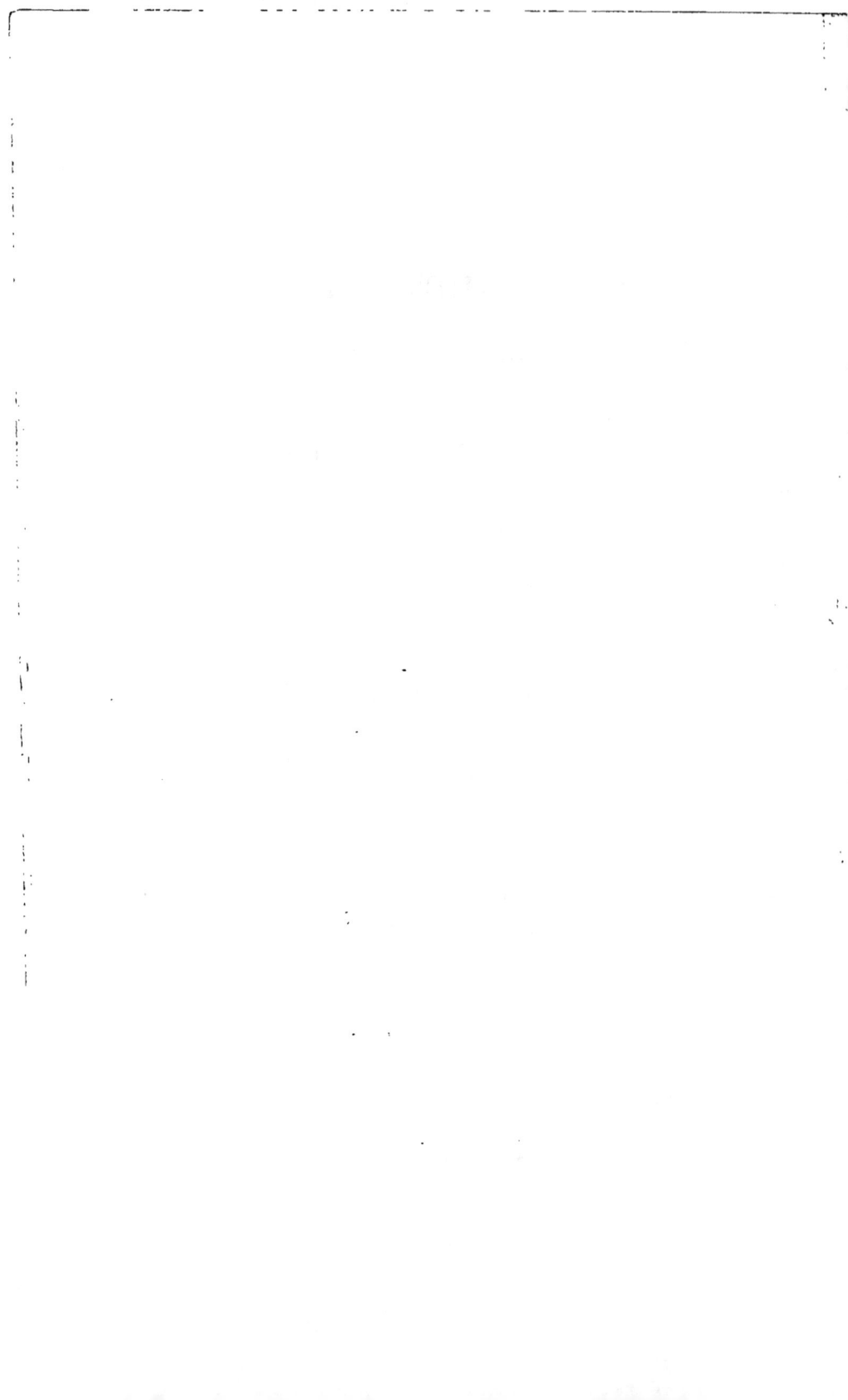

PRÉFACE

Le but de ce Cours élémentaire d'hygiène se trouve très nettement circonscrit par son origine.

L'an dernier, le Conseil supérieur de l'instruction publique a procédé à la réforme des programmes de l'enseignement donné dans les Écoles normales primaires d'instituteurs. Celui du Cours d'hygiène datait à peine de quelques années; mais depuis dix ans les découvertes de M. Pasteur ont si profondément bouleversé les données de l'hygiène et celles de la médecine, qu'il n'y avait pas à retoucher au programme ancien : il fallait ou ajouter tout un nouveau Cours à celui qui existait déjà, ou se résigner à faire le sacrifice complet du programme existant et lui en substituer un nouveau qui tiendrait largement compte des découvertes récentes.

Chargé par le Conseil de ce remaniement, je n'ai inscrit dans le Cours que les faits démontrés, dont la connaissance permettra à l'instituteur et plus tard à ses élèves de comprendre comment on conserve la santé en se mettant à l'abri des causes principales de maladies.

J'ai cherché à me placer dans le milieu où l'instituteur enseignera, et à prendre les exemples parmi ceux qu'il pourra mettre chaque jour sous les yeux de ses élèves.

Ce projet pouvait se heurter à un obstacle : Parler des choses de la médecine à des personnes qui ne sont initiées ni à l'origine et à l'évolution des maladies, ni au langage lui-même de la médecine, était assez difficile. Il fallait résolument écarter tout ce qui n'était pas de notion journalière, et par suite se condamner à laisser de larges lacunes. Ce Cours n'est donc pas complet, je le sais : il ne pouvait pas l'être. Il contient ce que, suivant moi, on peut apprendre en vingt heures environ à des élèves studieux.

L'eau est le véhicule le plus fréquent des maladies infectieuses : fièvre typhoïde, choléra, dysenterie ; il fallait dire ce qu'était l'eau pure, comment elle pouvait être souillée et devenir dangereuse.

L'air transporte lui aussi les germes de certaines maladies. Vicié par l'exiguïté des locaux, par les émanations des fumiers et des foyers de matières organiques, il devient agent de maladie ou de dépérissement.

Les aliments, les boissons de mauvaise qualité, — ces dernières même pures, mais prises en trop grande quantité, — sont l'origine de certaines maladies, de graves intoxications.

Les mauvais aménagements des procédés d'évacuation des matières organiques d'origine humaine sont une des causes principales de la naissance et de la propagation des maladies qui font le plus de ravages dans nos climats.

Il nous a semblé possible de résumer sur ces points des découvertes qui, pour être récentes, n'en sont pas moins bien établies. Les expériences de Lavoisier n'ont pas eu besoin, pour être inscrites dans les programmes d'études, d'un contrôle séculaire : celles de M. Pasteur sont aussi solidement établies : nous avons pensé qu'il fallait mettre dès maintenant chacun en état d'en faire profiter lui-même, sa famille et son pays.

Nous avons dit comment on devait se mettre à l'abri des maladies évitables, notamment de la variole, par la vaccine, contre laquelle il semble que s'est concentré l'effort de tous ceux qui ne peuvent se résoudre à voir le progrès, quelque vif que soit son éclat.

Mon ami M. le docteur Thoinot a bien voulu se charger de rédiger ces leçons, et j'estime qu'il a réussi à éviter les écueils dont je parlais plus haut.

L'exposé des diverses questions est réduit à ses grandes lignes; il est aussi simple que possible, et je suis convaincu que les personnes même étrangères à la médecine pourront sans difficulté véritable lire ce Cours, le comprendre et en profiter. S'il en est ainsi, M. le docteur Thoinot aura rendu un grand service.

Laisser pénétrer la maladie dans sa maison,

dans sa famille, c'est créer sa ruine; laisser faire des foyers pestilentiels dans une commune, c'est préparer l'épidémie et la misère qui la suit.

Faire disparaître les locaux infectés, assainir les localités devenues malsaines, est onéreux, souvent impossible en temps utile, quand l'épidémie vient, qu'elle est menaçante.

Le seul moyen de lutter efficacement contre ces fléaux est de convaincre chacun qu'il est maître de faire la santé ou la maladie pour sa famille, sa commune ; il ne faut pour cela qu'un petit effort journalier. Quelqu'un peut-il mieux porter cette conviction dans l'esprit de tous que l'instituteur, qui doit donner l'exemple de la propreté, de la sobriété ; qui est écouté de ses élèves, à un âge où on croit à la parole du maître quand elle est soutenue par une conviction ferme, puisée à une source scientifique absolument pure ?

Un tel succès est-il dans l'avenir de ce petit livre? Je veux l'espérer. L'honneur de M. Thoinot aura été de montrer comment, par des moyens simples, on peut atteindre le but ; l'honneur de l'instituteur sera d'en faire l'application journalière, de donner, par surcroît, à ceux qui auront été ses élèves la santé pour eux et leurs familles, la vigueur corporelle pour ceux qui seront appelés à défendre leur pays.

BROUARDEL.

3 novembre 1889.

COURS D'HYGIÈNE

CHAPITRE PREMIER

L'EAU

Les diverses eaux potables : eau de source, eau de rivière, eau de puits. — L'eau de source seule est pure ; toutes les autres eaux peuvent être contaminées ; modes de contamination. — Moyens de purifier l'eau potable ; filtration, ébullition.

LEÇON PREMIÈRE

I. Rôle de l'eau dans l'existence humaine. L'eau potable : définition générale.
II. Qualités physiques et chimiques que doit présenter une eau potable.
III. Diverses origines des eaux potables : eaux de source, eaux de rivière, eaux de puits, eaux de citerne.

I. Rôle de l'eau dans l'existence humaine. L'eau potable : définition générale. — L'eau joue dans l'existence humaine un rôle capital ; elle est un des éléments nécessaires de l'alimentation : l'homme ne saurait subsister sans l'eau.

Il s'en faut, et de beaucoup, que toute eau soit *potable* : l'eau d'alimentation doit tout d'abord réunir certaines qualités physiques et chimiques, que nous allons passer en revue, sans lesquelles elle ne saurait être déclarée *potable,* c'est-à-dire apte à entrer dans l'alimentation de l'homme. Mais ce n'est pas tout encore : les progrès tout récents de la science nous ont appris que l'eau pouvait servir de véhicule aux germes de quelques maladies, et que l'eau en apparence la plus belle pouvait être dangereuse pour notre santé. Nous devons apprendre à nous mettre d'une façon absolue à l'abri de ce péril, en étudiant d'une part ce qui peut rendre dangereuses les eaux potables, et de l'autre les moyens efficaces que nous possédons aujourd'hui pour nous préserver de ces dangers.

II. Qualités physiques et chimiques que doit présenter une eau potable. — A. QUALITÉS PHYSIQUES DE L'EAU POTABLE. — Une eau potable doit être limpide, incolore, de saveur fraîche. Elle doit être aérée, ce qui est indiqué par la présence de bulles qui par l'agitation viennent s'accoler aux parois du vase qui la contient. Elle ne doit renfermer aucune matière en suspension.

Abandonnée à elle-même, elle ne doit pas déposer à la longue, et surtout elle ne doit dégager au bout de quelques jours aucune odeur ; elle doit, après plusieurs jours de repos, rester claire, sans dépôt, et inodore comme au premier moment. Telles sont les qualités physiques d'une bonne eau potable : toute eau qui ne les présente pas doit être rejetée sans retour, et ne peut servir à l'alimentation.

B. QUALITÉS CHIMIQUES DE L'EAU POTABLE. — Sans entrer dans de grands détails sur la composition chimique des eaux potables, il nous faut cependant en dire quelques mots.

Degré hydrotimétrique. — Une bonne eau doit mousser facilement avec peu de savon ; c'est là un essai que chacun peut faire. Mais cet essai se fait en chimie d'une façon plus précise : l'opération s'appelle hydrotimétrie, et l'on désigne sous le nom de degré hydrotimétrique la quantité de savon nécessaire pour faire mousser une certaine quantité d'eau. L'essai hydrotimétrique est une opération chimique sur laquelle nous ne pouvons donner de détails. On devra savoir pourtant que toute eau dont le degré hydrotimétrique dépasse 30 n'est pas potable et doit être rejetée. Une eau de degré hydrotimétrique élevé contient en effet trop de sels terreux ; outre qu'elle n'est pas bonne à boire, elle cuit mal les légumes, et est peu apte aux usages domestiques, tels que lavage du linge, etc., etc.

Sels minéraux dissous. — Une bonne eau doit contenir des sels minéraux, et en particulier de la chaux ; toutefois la richesse en sels minéraux ne doit pas être trop prononcée, et la quantité totale doit être moindre de 50 centigrammes par litre. En particulier, les sels magnésiens doivent être peu abondants, parce qu'une eau qui contient trop de ces sels est purgative. Le sulfate de chaux (plâtre, gypse) en excès donne des eaux séléniteuses, dures, lourdes à l'estomac : une bonne eau doit contenir tout au plus, par litre, de 15 à 20 centigrammes de sulfate de chaux.

Chlore. — Les eaux potables contiennent toujours des chlorures ; mais ceux-ci doivent être en très petite quantité : la somme de chlore ne doit pas dépasser 4 centigrammes par litre ; toute eau qui contiendrait plus que cette quantité de chlore doit être tenue pour suspecte, et regardée comme ayant reçu des infiltrations de fumiers, de matières fécales, d'urines.

Matières organiques. — Un des points les plus importants relativement à la composition d'une eau qu'on destine à l'alimentation, c'est de connaître la quantité de matières organiques dissoutes qu'elle contient. La limite en deçà de laquelle doivent rester ces matières organiques dissoutes dans une eau potable est de 2 milligrammes par litre : les eaux qui contiennent une plus forte quantité de matières organiques doivent être tenues pour impures.

Ainsi donc, pour être potable, une eau doit réunir certaines qualités physiques faciles à apprécier, et certaines qualités que l'essai chimique peut seul donner.

Le degré hydrotimétrique d'une bonne eau doit être au-dessous de 30.

La quantité totale des sels minéraux ne doit pas dépasser 50 centigrammes par litre ; il ne doit y avoir ni trop de sulfate de chaux ni trop de sels magnésiens, qui rendent l'eau *dure* ou *purgative ;* les chlorures au delà des proportions dites plus haut indiqueraient la souillure de l'eau ; il en est de même des matières organiques dissoutes, si elles sont contenues dans l'eau en quantité supérieure à 2 milligrammes.

Voilà donc ce que, physiquement et chimiquement, doit être une eau propre à l'alimentation : *toute eau qui ne présente pas ces caractères doit être rejetée.*

III. Diverses origines des eaux potables : eaux de source, eaux de rivière, eaux de puits, eaux de citerne. — Les eaux potables proviennent de diverses origines : ce sont des eaux de source, des eaux de rivière, des eaux de puits et des eaux de pluie recueillies et conservées ordinairement dans des citernes.

Parmi les grandes agglomérations de population, les unes sont alimentées en eaux de source exclusivement, d'autres en eaux de rivière, d'autres en eaux de source et de rivière à la fois : tel est actuellement le cas pour

la ville de Paris, qui distribue à ses habitants, outre
l'eau des sources de la Vanne et de la Dhuys, amenées
de fort loin, l'eau de la Seine prise en amont de Paris.

Ailleurs, outre l'eau de la ville, l'eau municipale,
provenant soit de source, soit de rivière, quelques habitants tirent leur eau de puits particuliers ou publics,
et cette eau de puits est généralement préférée en été,
parce qu'elle est plus fraîche.

Dans les campagnes, l'alimentation par les puits est
très répandue.

Enfin l'eau de pluie (eau de citerne) est plus spécialement en usage dans des pays privés d'eau et qui n'ont
que cette seule ressource.

LEÇON II

I. Ce qu'on doit entendre par *eau pure*.

II. Définition des microbes. — Preuves de leur existence. —
Leur rôle dans la nature, dans l'économie humaine : ils sont
les agents de phénomènes variés : fermentations, putréfac-
tions, et certaines maladies humaines et animales.

III. L'eau de source seule est pure; toutes les autres eaux de
boisson peuvent être et sont impures.

   A. Raisons de la pureté de l'eau de source.

   B. Explication de l'impureté des eaux de rivière et des eaux
de puits.

I. Ce qu'on doit entendre par eau pure. — Il
n'y a pas bien longtemps, lorsqu'une agglomération
un peu importante voulait choisir une eau destinée à
l'alimentation des habitants, elle faisait faire un essai
chimique de cette eau (eau de source ou eau de rivière); et si l'eau était physiquement et chimiquement
déclarée bonne, elle était par cela même jugée parfaitement apte à servir à l'alimentation de l'aggloméra-

tion. Aujourd'hui il n'en est plus de même : les découvertes récentes de la science nous ont appris que l'analyse chimique était tout à fait impuissante à nous renseigner d'une façon certaine sur la valeur réelle d'une eau potable : car un nouvel élément a été introduit dans l'appréciation de l'eau, élément que la chimie ne peut nous faire connaître que d'une façon incomplète.

Cet élément, c'est la **pureté**. *Seule une eau pure est vraiment potable : toute eau impure est suspecte et peut être dangereuse.* Comme corollaire à cette proposition, que nous allons développer, nous ajouterons : *l'eau de source est seule pure ; toutes les autres eaux : eaux de rivière, de puits, de pluie, sont ou peuvent être impures, et par cela seul doivent être tenues pour suspectes et dangereuses.*

Qu'entend-on par ce terme *eau pure?* C'est une eau qui ne contient aucun germe vivant, qui ne renferme rien autre chose, en dehors des éléments propres, l'oxygène et l'hydrogène, que des éléments minéraux. Une eau impure est, au contraire, une eau qui contient plus ou moins de germes vivants, et elle est d'autant plus impure qu'elle en contient davantage.

II. Définition des microbes. — Mais que sont ces germes dont nous parlons?

Il faut entendre par là les infiniment petits, les **microbes**, dont M. Pasteur nous a montré l'existence partout autour de nous, dans l'air, sur le sol, etc.

Deux exemples bien connus vont mieux faire saisir la valeur de ce mot *microbe,* et nous montrer ce qu'ils sont, quel est leur rôle dans la nature et l'économie humaine.

Preuves de l'existence des microbes. — Faisons bouillir une infusion végétale de foin ou de toute autre substance, et décantons-la, encore bouillante, dans un vase de verre transparent; préparons aussi un bouillon de viande très léger, très clair, et décantons-le, encore bouillant, dans un vase de verre transparent; nous aurons de part et d'autre deux liquides (l'infusion et le bouillon) parfaitement limpides et transparents, et qui ne contiendront aucun élément vivant, car à la température d'ébullition la vie n'existe plus.

Abandonnons-les à eux-mêmes, *sans boucher* le vase qui les contient, dans une chambre à température douce. Au bout de vingt-quatre ou quarante-huit heures, les deux liquides auront perdu leur transparence; ils seront louches et troubles. Que s'est-il passé? Ces deux liquides, qui avaient été privés de tout élément vivant par l'ébullition, se sont peuplés de germes vivants, de microbes, dont la multiplication, prodigieusement rapide dans ces milieux favorables à leur vie, est telle que par leur masse ils ont fait perdre la transparence à l'infusion végétale, au bouillon. Pour nous assurer de l'existence de ces *microbes,* il suffira de porter sous le champ d'un microscope à un très fort grossissement une goutte de l'infusion ou du bouillon ainsi peuplés : nous verrons distinctement ces infiniment petits, qui n'ont que quelques millièmes de millimètre de taille, présentant l'aspect de corps ronds, de petites baguettes, etc., réfringents comme du verre, s'agiter en tout sens, et nous pourrons même assister à leur multiplication; nous verrons en effet ces baguettes, ces corps ronds, s'étrangler en un point et se séparer bientôt, donnant ainsi naissance à deux organismes; chacun de ces deux nouveaux êtres en fera autant, et ainsi de suite.

On comprend avec quelle rapidité, étant donné ce

mode de multiplication, un seul de ces petits êtres peut être l'origine de milliers d'autres.

Nous connaissons maintenant d'une façon plus précise le sens du mot *microbe*. Mais ces microbes, d'où sont-ils venus dans l'infusion, dans le bouillon ? N'y sont-ils point nés *spontanément ?* Non, car nul être ne naît spontanément, mais procède toujours d'un être semblable, et les infiniment petits, quoi qu'on en ait pu croire, ne font pas exception à cette règle. M. Pasteur l'a démontré. Ces microbes qui peuplent l'infusion végétale et le bouillon abandonnés à l'air, viennent de l'air ; il a suffi de quelques germes tombés de l'air pour peupler de milliers de leurs semblables cette infusion, ce bouillon. Rien n'est plus facile à démontrer.

Faisons bouillir une infusion végétale préalablement décantée ou un bouillon dans un vase de verre transparent à goulot étiré ; à l'instant où le liquide bout, fermons ce vase en scellant à la lampe le goulot étiré. A ce moment, ni l'infusion ni le bouillon ne contiennent un seul germe, car l'ébullition a pour résultat de ne laisser rien de vivant.

Le liquide est maintenant à l'abri de l'air ; il gardera sa limpidité pendant des années et des années, c'est-à-dire qu'il restera sans germe vivant, tel que l'ébullition l'a fait. Pour le troubler, c'est-à-dire pour le peupler de microbes, il suffit de briser le goulot, de laisser l'air entrer.

On aura beau refermer tout aussitôt le vase, il se troublera certainement, et l'examen d'une goutte du liquide trouble sous le champ du microscope à un fort grossissement montrera que le trouble est dû à une multitude innombrable de microbes.

Ces microbes existent partout ; ils existent dans

l'air, nous venons de le dire, et il y en a d'autant plus qu'il s'agit d'endroits plus habités; l'air de la rue d'une grande ville en contient beaucoup plus que l'air des campagnes; il n'y en a pas sur les hautes montagnes : et ce n'est pas une figure de rhétorique, mais l'expression d'un fait vrai, que de dire que l'air des montagnes est *pur;* ils existent à la surface du sol, à la surface de notre corps, etc., etc. Mais ce qu'il faut bien savoir, c'est que ces petits êtres jouent dans la nature un rôle immense.

Rôle des microbes dans la nature. — Trois exemples vont nous faire saisir ce rôle.

FERMENTATION. — Chacun sait ce que c'est que la fermentation alcoolique, sur laquelle repose la préparation du vin, de la bière, etc.

Un liquide sucré est transformé en liquide alcoolique, et il se fait pendant cette transformation un abondant dégagement de gaz : décomposition du sucre en alcool et acide carbonique, telle est sommairement cette fermentation.

Mais pourquoi s'est-elle produite? Quelle en est la nature intime? Eh bien, M. Pasteur a fait voir que, dans la fermentation, un germe infiniment petit, la levure, attaque le sucre du moût de raisin ou du moût de bière; se multipliant dans des proportions inouïes, il a bientôt consommé tout le sucre de ces liquides, en le dédoublant en acide carbonique et alcool; la fermentation alcoolique de ces liquides n'est autre chose que le résultat de la vie et de la multiplication de l'infiniment petit qui a nom levure. Cette levure emprunte au sucre de ces moûts l'oxygène qui est nécessaire à sa vie, à sa multiplication, et pour cela dédouble le sucre en alcool, qui reste dans le liquide, et acide

1.

carbonique, qui se dégage. Dans une goutte de moût de bière ou de raisin en fermentation alcoolique portée sous le microscope, on assiste à la *multiplication* des micro-organismes de la levure ; on peut calculer qu'en une heure un seul de ces petits organismes donnerait naissance à des milliers d'êtres semblables.

PUTRÉFACTION. — Un morceau de viande abandonné à l'air ne tarde pas à prendre un aspect et une odeur spéciaux : il entre en putréfaction. Qu'est-ce que cette putréfaction ? C'est le résultat du développement dans cette viande de microbes qui l'attaquent, la désagrègent, en y vivant et s'y multipliant.

La putréfaction de quelque matière que ce soit, liquide ou débris organique, etc., est l'œuvre des microbes : ce sont eux qui sont les agents de la putréfaction cadavérique.

MALADIES HUMAINES ET ANIMALES. — Mais il y a mieux encore : dans l'intérieur de notre organisme humain en état de bonne santé il n'existe pas de germe vivant, pas de microbes. Mais à l'état de maladie il n'en est pas de même : certaines affections (et nous le dirons ailleurs plus longuement) sont produites par l'introduction et la vie dans notre organisme de microbes spéciaux ; le développement, la multiplication de certaines espèces de ces infiniment petits dans notre sang, nos organes, troublent notre santé d'une façon spéciale pour une espèce donnée de ces petits êtres ; à la vie et à la multiplication de telle ou telle espèce d'entre eux dans notre organisme correspond telle ou telle maladie : fièvre typhoïde, choléra, etc., etc. [1]. De

---

1. Voyez, pour le développement complet de cette question, le chapitre IV.

même, chez les animaux, un grand nombre de maladies sont produites par la présence et le développement des microbes dans l'organisme de l'animal.

Donc les microbes sont partout autour de nous, dans l'air, sur le sol ; il y en a des quantités innombrables dans nos excréments ; ils sont extrêmement nombreux dans les fumiers et dans tous les corps liquides ou solides en putréfaction : c'est dans les débris organiques, les ordures, les fumiers, les purins, les gadoues, les objets en putréfaction qu'ils sont le plus nombreux ; on les y compte par centaines de mille. Ils jouent, en somme, un rôle de premier ordre dans la nature.

III. L'eau de source seule est pure ; toutes les autres eaux de boisson peuvent être et sont impures. — Nous savons maintenant ce que c'est que les microbes, les germes ; revenons à notre sujet, qui sera d'autant plus clair et d'explication plus simple.

Seule une eau pure est potable ; toute eau impure peut être suspecte et dangereuse ; l'eau de source seule est pure, toutes les autres peuvent être et sont impures. Voilà les deux points que nous voulons établir.

a) Seule une eau pure est potable, parce que seule elle n'introduit dans notre organisme aucun germe vivant.

En ingérant, au contraire, une eau impure, c'est-à-dire chargée de microbes, nous ingérons ces microbes eux-mêmes et nous courons le risque, puisque certains microbes sont les agents de maladies humaines, de contracter ces maladies. L'eau pure ne peut être la source d'aucun dommage pour notre santé ; l'eau impure est éminemment dangereuse.

b) L'eau de source est pure, parce qu'il est impossible aux microbes de s'y introduire ; donc elle ne peut être en aucune façon malfaisante pour l'homme. Les autres eaux (rivières, puits, etc.) sont impures, parce que l'introduction de microbes y est pour ainsi dire forcée ; donc elles peuvent être et sont en effet trop souvent malfaisantes pour l'homme.

Entrons dans le détail et examinons successivement pourquoi une eau de source est pure, pourquoi les autres eaux sont impures, et comment cette impureté peut faire courir de graves dangers à l'homme.

A. L'EAU DE SOURCE ; RAISONS DE SA PURETÉ. — Chacun sait qu'une source est une eau sortant de la profondeur de la terre ; c'est l'émergence à l'air d'une nappe aqueuse souterraine.

Les sources, ou pour mieux dire les nappes qui fournissent aux sources, sont alimentées par l'eau de pluie. Cette eau tombe sur le sol, et pour parvenir à la nappe il lui faut traverser toutes les couches de terre qui séparent la nappe de la surface du sol. Ces couches sont plus ou moins épaisses, et souvent la nappe est située à une grande profondeur.

L'eau de la pluie passe goutte à goutte, cheminant à travers toute cette épaisseur, jusqu'à ce qu'elle rencontre le niveau aqueux. A la superficie du sol, l'eau de pluie, dite encore eau météorique, rencontre dans les terres, et surtout les terres travaillées, fumées, un nombre de germes qu'elle entraîne avec elle dans la profondeur de la terre : à ce moment elle est impure ; mais à mesure qu'elle chemine dans l'épaisseur du sol, elle s'épure ; la goutte d'eau passe seule, laissant en route toutes les impuretés, *tous les germes* : elle arrive donc pure, absolument pure, c'est-à-dire débarrassée de tout germe vivant, à la nappe aqueuse. Les couches de terre qui surmontent celle-ci jouent le rôle d'un *filtre parfait*, qui laisse passer l'eau, mais l'eau seule, et non les germes qu'elle a pu entraîner. Ainsi protégées par un filtre *parfait*, les nappes souterraines, et par suite les sources auxquelles elles donnent naissance, ne contiennent qu'une eau absolument exempte de tout microbe, absolument pure.

C'est M. Pasteur qui a démontré d'une façon très nette que les sources étaient pures : c'est là un fait capital; l'eau de source, exempte de tout microbe (à la condition que, d'autre part, ses qualités chimiques en fassent une eau vraiment potable), est la véritable eau d'alimentation pour l'homme, la seule en laquelle il puisse avoir une confiance parfaite.

En la buvant, il n'ingérera aucun germe malfaisant, aucun des germes qui sont contenus dans l'eau souillée et passent avec elle dans notre corps : tels les germes de la fièvre typhoïde, du choléra, etc. C'est d'ailleurs là un sujet sur lequel nous reviendrons plus en détail : il suffit, et c'est l'essentiel, de savoir que l'usage de l'eau de source ne nous expose à aucune de ces maladies.

B. Eau de rivière et eau de puits. — Ce sont là des eaux qui, presque infailliblement, sont impures, c'est-à-dire chargées de germes, et qui le sont souvent à un degré incroyable. La raison de ce fait n'est que trop simple à saisir.

Une rivière, à partir de sa source, coule à découvert; elle traverse des groupes plus ou moins importants, plus ou moins nombreux d'habitations, des villages, des communes, des villes.

Sur tout le parcours, les riverains lavent communément le linge dans son eau; ils y déversent, plus ou moins directement, des déjections humaines et animales. Dans la traversée des villes, on voit des lavoirs établis çà et là sur la rivière; des égouts débouchent sur les bords, qui versent dans la rivière des flots de matières infectes, produit du lavage des rues et trop souvent des vidanges de la ville. Des usines encore versent dans la rivière des résidus divers, qui infectent son eau.

Cette infection est portée souvent à un degré incroyable. A la sortie de Paris, par exemple, la Seine reçoit le produit des grands égouts collecteurs de Paris (rive droite et rive gauche), et un peu plus loin le collecteur départemental de Saint-Denis : il faut avoir vu, pour se l'imaginer, l'infection de la Seine sur ce point de son parcours, où elle reçoit par an environ cent millions de mètres cubes d'eaux impures (eaux ménagères, eaux-vannes de dépotoir, eaux de tinettes filtrantes [1], d'urinoirs publics, des balayures des rues, etc.). Toutes ces souillures diverses auxquelles une rivière est exposée, versent dans son eau la quantité innombrable de germes, de microbes, qu'elles contiennent en elles, de telle sorte que plus une eau est souillée, plus elle contient de germes; les germes, dans les eaux très souillées, peuvent atteindre et dépasser cent mille par centimètre cube, c'est-à-dire $100,000 \times 1,000 = 100,000,000$ par litre, quantité véritablement effrayante, mais qui est non seulement atteinte, mais souvent largement dépassée dans les eaux très impures.

Les eaux polluées à ce point ont perdu tout aspect satisfaisant : noires, pleines de bulles de gaz qui vien-

---

1. Voyez, pour l'explication de tous ces termes, la Leçon sur les moyens d'évacuation.

nent crever à la surface, elles inspirent le dégoût le plus absolu ; mais l'infection est loin d'être toujours portée à ce point, et souvent une eau manifestement impure, manifestement souillée, chargée de germes, ne change nullement d'aspect extérieur ; elle garde sa limpidité, sa transparence, son bel aspect.

Les *puits* contiennent une eau qui, elle aussi, n'échappe guère aux souillures. Le mécanisme de cette souillure est facile à comprendre.

Certains de ces puits sont creusés à une profondeur énorme ; ils atteignent une nappe souterraine profonde, courante ; ce sont des *puits de source,* suivant l'expression adoptée, et ceux-là peuvent être bons, leur eau est pure ou peu s'en faut.

Mais ordinairement il n'en est pas ainsi. Le puits est peu profond, l'eau qu'il récolte appartient à une nappe surperficielle.

Or, *dans les villes,* le plus souvent la superficie du sol est creusée de fosses d'aisance plus ou moins bien maçonnées, dont les parois laissent ordinairement passer les matières excrémentitielles dans la terre environnante. Ce sol est creusé aussi de puisards absorbants, qui reçoivent toutes les eaux ménagères et parfois des matières excrémentitielles et les laissent se répandre dans la terre environnante. Ce sol est parsemé encore d'égouts trop souvent mal joints et sans pente, qui laissent passer leurs eaux impures dans le sol environnant.

Toutes ces impuretés qui saturent le sol superficiel passent dans la nappe aqueuse, y versent les germes dont elles sont saturées, et l'eau que fournit le puits est une eau souillée, une eau pleine de germes, une eau impure.

Dans les campagnes, les puits sont souvent voisins de trous à fumier, de fosses à purin ; leurs abords sont mal entretenus, pleins de boue, de vase, d'eau croupissante. Les parties liquides du fumier, le purin, les impuretés des abords du puits, s'infiltrent peu à peu dans le sol, atteignent la nappe qui fournit au puits et la souillent ; vienne un orage, toutes les impuretés sont entraînées rapidement, par une sorte d'effraction dans le sol, jusqu'à la nappe, avec des parcelles de terre, de sable, etc. ; l'eau du puits accuse cette souillure brusque par un trouble manifeste.

Il est des puits dont l'eau est, par toutes ces raisons, si manifestement, si notoirement infecte, qu'il ne vient à personne l'idée d'en employer l'eau ; ce sont les puits dont l'eau trouble exhale une odeur repoussante, des puits *punais,* pour employer une expression vulgaire, mais peignant bien la chose. Mais dans un trop grand nombre de ces puits c'est à peine si la souillure est marquée par un trouble en temps d'orage ; ordinairement rien ne vient la révéler extérieurement : l'eau a gardé toute sa limpidité, toute sa saveur, et cependant le danger existe, et très grand, pour le consommateur, qui boit une eau chargée de germes parmi lesquels il peut s'en trouver de malfaisants.

Ainsi donc les eaux de rivière, les eaux de puits, sont impures, renferment en nombre variable des microbes, des germes vivants, qu'y ont apportés toutes les causes de souillures multiples auxquelles ces eaux ne sauraient échapper.

LEÇON III

I. Dangers de l'eau impure. L'usage d'eaux de boisson impures peut donner à l'homme certaines maladies, et en particulier la fièvre typhoïde et le choléra.

II. Il n'y a pas de méthode scientifique simple et pratique de déceler en tous cas l'impureté d'une eau de boisson et la présence des germes malfaisants, des germes des maladies ci-dessus indiquées : toute eau potable qui n'est pas une eau de source doit être écartée de la consommation comme entachée de suspicion, ou purifiée.

III. Pour purifier une eau de boisson, il existe deux moyens : l'ébullition et la filtration. Ce qu'on doit entendre par filtration.

I. Dangers de l'eau impure. — Nous savons ce qu'est une eau impure, et comment toute eau autre que l'eau de source peut être et est le plus souvent impure. Il nous reste maintenant à montrer pourquoi et comment une eau impure est dangereuse en certains cas, et quels sont, d'une façon précise, les dangers de pareille eau. Nous avons esquissé la question en disant ci-dessus que, puisque certains microbes sont les causes de maladies humaines, nous courons le risque, en ingérant une eau impure, c'est-à-dire chargée de microbes, d'introduire dans notre corps les germes de ces maladies. Il nous faut préciser et développer ce sujet.

Il s'en faut de beaucoup que tous les germes que contient une eau soient malfaisants pour l'homme : nous avalons chaque jour, par ignorance ou par indifférence, des eaux chargées de germes, et notre santé ne s'en altère pas. Cependant l'eau peut renfermer des germes extrêmement malfaisants, des microbes qui, introduits dans notre organisme, nous causent des affections graves et souvent mortelles.

L'USAGE D'EAUX DE BOISSON IMPURES PEUT DONNER LA

FIÈVRE TYPHOÏDE ET LE CHOLÉRA. — Nous verrons ailleurs en détail comment on prend le choléra et la fièvre typhoïde. Disons ici seulement que les *germes* de ces maladies sont contenus dans les excréments rejetés par les malades atteints de choléra et de fièvre typhoïde. Si ces germes sont projetés *directement* ou *indirectement* dans la rivière (ils arrivent *directement* à la rivière lorsque les garde-robes des malades y sont projetées en nature, lorsque les linges souillés par les déjections sont lavés dans l'eau de la rivière ; *indirectement*, lorsque les matières sont jetées à l'égout par des procédés divers que nous étudierons plus loin) ; s'ils arrivent à l'eau du puits (soit que ce puits ait des communications plus ou moins faciles avec les fosses d'aisances qui ont reçu les matières fécales du malade, avec l'égout où elles ont été versées ; soit qu'il reçoive les infiltrations des fumiers où lesdites matières ont été abandonnées sans précaution, ou de lavoirs où on a lavé les linges des malades), dans tous les cas voilà l'eau potable fournie par la rivière ou le puits infectée par les germes de la fièvre typhoïde ou du choléra : *si nous buvons cette eau, nous sommes en risque de fièvre typhoïde ou de choléra.*

On voit le danger d'une eau impure : ce danger provient de ce qu'elle peut contenir des germes de maladie, et tout spécialement de fièvre typhoïde, et de choléra en temps d'épidémie cholérique.

Ajoutons aussi la dysenterie, et disons que si actuellement l'eau est reconnue capable de donner ces trois maladies, il n'est pas dit qu'il n'y en ait pas d'autres encore auxquelles elle ne puisse donner lieu par le même mécanisme. Gardons-nous donc des eaux impures.

II. Des moyens de reconnaître si une eau est

impropre à la consommation. — Mais, dira-t-on, n'y a-t-il pas quelque moyen de reconnaître si l'eau que nous buvons contient ces germes malfaisants ? Oui, il y a pour cela des méthodes scientifiques toutes récentes ; mais ces méthodes ne sont à la portée que d'un petit nombre de personnes ; elles ne peuvent entrer dans la pratique, et il est à croire que de longtemps la science n'aura pas de moyen rapide et pratique de nous révéler dans une eau donnée les germes malfaisants. *Le mieux est de considérer toute eau impure, souillée, comme suspecte,* et de dire que puisque des germes ont pu pénétrer dans cette eau, il n'est pas impossible que ceux des maladies susdites, la fièvre typhoïde et la dysenterie en tout temps, le choléra en temps d'épidémie, y aient pénétré aussi.

Mais pouvons-nous savoir, non plus si une eau potable contient ou non des germes de ces maladies redoutables, mais simplement si elle est impure, souillée ? Oui, dans quelques cas, et l'examen physique, l'essai chimique ordinaire, suffisent alors. Il est des eaux dont la souillure est telle qu'elle se traduit à l'œil nu par la couleur, l'aspect trouble, l'odeur, la saveur : en un mot, l'eau ne réunit aucune des qualités élémentaires, et chacun a la compétence nécessaire pour la rejeter. Ailleurs, l'œil, l'odorat, ne distinguent rien ; mais l'essai chimique nous dit que cette eau contient trop de matières organiques, qu'elle a du chlore en excès, et tout cela traduit l'impureté : cette eau est à rejeter.

Mais dans bien des cas l'eau contient des germes en quantité plus ou moins grande, et ces germes, si nombreux soient-ils, si malfaisants soient-ils, ne troublent pas l'aspect de l'eau, ne changent rien à ses réactions chimiques satisfaisantes. Assurément un examen par-

ticulier, dit *examen microbiologique*, c'est-à-dire examen destiné à déceler l'existence des microbes, nous
révélerait que cette eau est chargée de germes et nous
mettrait en garde ; mais cet examen, il n'est à la portée
que de très peu de gens de le faire, il ne se pratique
que dans quelques laboratoires de grandes villes, il demande du temps. Il n'y faut donc pas compter.

La règle pratique absolue est de faire le raisonnement suivant : une eau de rivière ou de puits, si belle
soit-elle à l'œil nu, si satisfaisante soit-elle à l'essai
chimique, a toutes les raisons pour être impure, et il y
a plus d'une raison pour que ses impuretés soient malfaisantes. On ne peut donc en boire sans danger ; le
mieux est de la rejeter.

Une eau de source ne peut présenter rien de semblable. Si elle a, d'autre part, les qualités chimiques re-
quises, nous ne courons, en la buvant, aucun danger :
elle est pure et ne nous apportera pas de germes de
maladie ; elle est donc vraiment potable ; ajoutons
qu'elle est seule potable [1].

III. Moyens de purifier les eaux de boisson. —
Ces notions si capitales, que nous devons à la science
moderne, commencent à s'imposer à tous ; toutes les
villes, les communes, renoncent de jour en jour à l'eau
de rivière, à l'eau de puits, et cherchent à s'approvisionner en eau de source, souvent au prix de coûteux
travaux. Mais il s'en faut que toutes les villes en soient
là, et trop nombreuses encore sont celles où l'eau de

---

1. Ceci est absolument vrai, à la condition toutefois que des
dispositions fâcheuses ne viennent pas souiller la source à son
émergence, qu'on n'accumule pas en cet endroit des fumiers,
qu'on n'y établisse pas un lavoir ; ce serait faire perdre à l'eau
de source tout le bénéfice de sa pureté.

rivière est distribuée, où des puits particuliers ou publics fournissent encore à la consommation des habitants. Dans beaucoup d'agglomérations, la rivière et le puits constituent forcément, par manque de source, la seule alimentation en eau. Comment donc se garer des dangers éventuels de ces eaux de rivière ou de puits dont la consommation est ainsi forcée ? Cela est-il possible ? Oui, fort heureusement, et nous avons pour cela deux moyens qui, tous deux, arrivent à ce même but : priver l'eau des germes qu'elle contient, la rendre pure et inoffensive comme le serait l'eau de source.

Ces moyens sont l'*ébullition* et la *filtration,* qui tous deux, mais par des procédés différents, arrivent au but cherché.

ÉBULLITION. — L'ébullition purifie l'eau, par la raison que la température de 100 degrés tue les germes, sinon tous, du moins la plupart, et en tout cas ceux dont nous avons à nous préserver, les germes de la fièvre typhoïde et du choléra. L'ébullition est une pratique simple, à la portée de tous, et qui est d'une efficacité certaine ; on ne saurait trop la recommander : *en temps d'épidémie typhoïde ou cholérique, c'est une pratique dont on ne doit pas se départir, que de ne faire usage que d'eau bouillie ; c'est en tout temps une pratique sage quand l'eau que l'on boit est sujette à caution, est une eau de rivière ou de puits.*

FILTRATION. — Il faut bien s'entendre sur ce terme : filtrer l'eau ne veut pas dire la clarifier seulement, mais bien la purifier, la priver de tous les germes que le filtre doit arrêter. Il n'existe donc de bon filtre, de vrai filtre, que celui qui arrête les germes, qui nous donne une eau entièrement pure, une eau dans laquelle nous puissions avoir absolument confiance.

Clarifier l'eau est le fait de tous les filtres ; la purifier est le fait de bien peu d'entre eux.

On clarifie l'eau trouble en la passant sur un simple papier-filtre ; dans les ménages, il existe des fontaines à filtre qui fournissent toujours une eau claire et de belle apparence ; les filtres au charbon, dont la vogue a été si grande, ont la même propriété ; mais tous ces filtres ne retiennent que les impuretés grossières, ils sont incapables d'arrêter les germes : ils donnent à l'eau qu'ils filtrent la *transparence,* mais non la *pureté.*

FILTRE CHAMBERLAND. — Celle-ci ne peut être obtenue qu'avec certains filtres dont le type est le modèle imaginé par M. Chamberland.

Le principe du filtre de M. Chamberland est le suivant : si par aspiration on fait passer un liquide qui contient des germes à travers un tube de porcelaine *dégourdie,* les pores de cette porcelaine empêchent les germes de passer, et le liquide recueilli au sortir du filtre est entièrement pur. Les figures ci-contre donnent la représentation de deux principaux types des filtres Chamberland : l'un est le filtre à pression, l'autre le filtre sans pression.

Le filtre à pression est, on le voit (fig. 2), un tube ou *bougie,* suivant l'expression technique, en porcelaine dégourdie, bougie creuse et qui est ouverte seulement à la partie inférieure conique. Cette bougie (A dans la fig. 2, où l'appareil est représenté en coupe verticale) est contenue entièrement dans un cylindre métallique creux D, qui est percé en bas d'une ouverture pour laisser passer le cône inférieur B de la bougie de porcelaine ; ce cône ferme exactement l'ouverture du cylindre. En haut, ce cylindre se visse sur un robinet E, qui amène dans son intérieur l'eau à haute pression.

Cette eau ne peut sortir qu'en pénétrant dans le canal

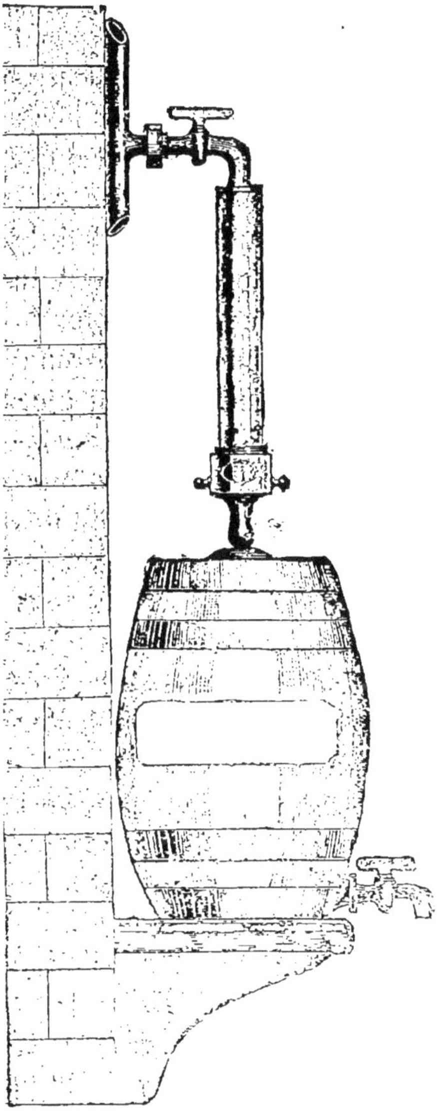

Fig. 1. — Type d'installation d'un filtre Chamberland simple à pression.

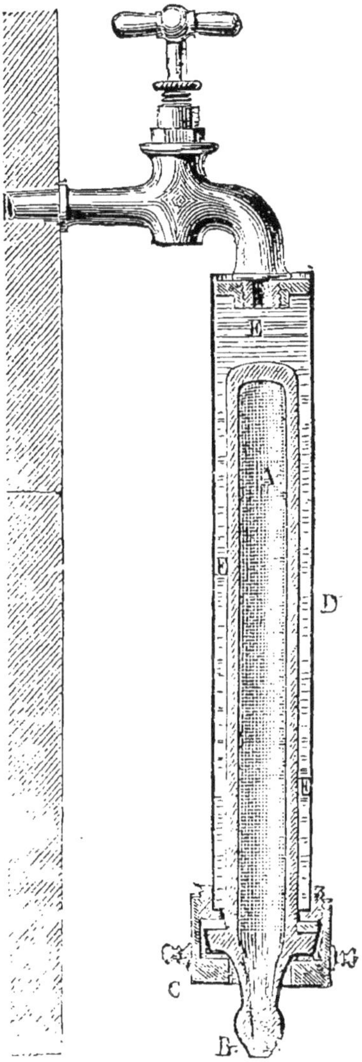

Fig. 2. — Filtre Chamberland simple à pression, représenté en coupe verticale.

de la bougie ; la pression la force à passer à travers les pores de la porcelaine ; elle passe, mais les germes sont retenus par ces pores, et l'eau s'écoule absolument pure par le cône terminal de la bougie.

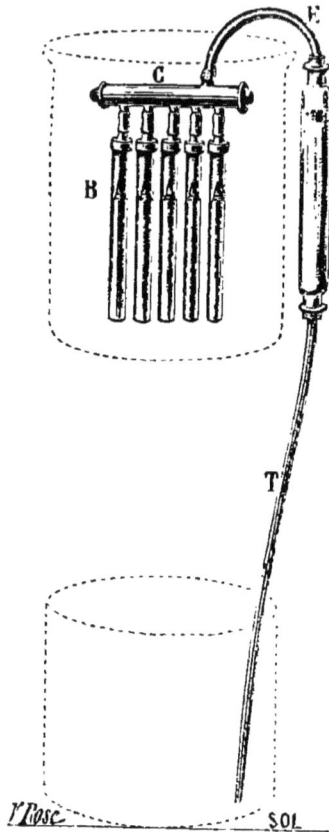

Ce filtre à pression ne peut être installé que sur les canalisations qui fournissent l'eau sous forte pression, ce qui n'est pas toujours le cas.

L'inventeur a imaginé le filtre sans pression dont le mécanisme est fort simple. Un système de bougies B est réuni à un tube collecteur C; à ce tube on adapte un tube *amorceur* ET ; l'appareil fonctionne comme un siphon dès qu'il a été amorcé; l'eau pénètre dans le canal des bougies débarrassée de ses impuretés, passe dans le tube collecteur, et vient se collecter dans un récipient.

Tels sont les deux procédés qui nous garantissent absolument contre les impuretés de l'eau. Si le filtre Chamberland

Fig. 3. — Filtre sans pression.

n'est pas à la portée de tous par son prix, l'installation nécessaire, etc., il n'en est pas de même de l'*ébullition* : *rien n'est plus simple que cette pratique, rien n'est aussi plus sûr; lors donc que vous ne disposerez pas pour la boisson d'une eau de source, buvez en tout temps, de l'eau bouillie et ne manquez surtout pas de le faire en temps d'épidémie cholérique ou typhoïde.*

CHAPITRE II

L'AIR

De la quantité d'air nécessaire dans les habitations, etc. — Dangers de l'air confiné. — Renouvellement de l'air, ventilation. — Voisinage des marais.

LEÇON IV

I. Composition de l'air. — L'air est, on le sait, un composé d'azote et d'oxygène, dans les proportions suivantes :

Azote....... 79.1
Oxygène.... 20.9

Tel est l'air chimiquement pur; mais l'air atmosphérique, celui qui nous entoure de toutes parts, celui que nous respirons, renferme *normalement* d'autres éléments : l'acide carbonique en proportions variables, 0.04 pour 1,000 en moyenne, et de la vapeur d'eau,

0.9 pour 100 en moyenne. Les quantités d'acide carbonique et de vapeur d'eau sont d'ailleurs essentiellement variables.

II. Rôle de l'air dans la vie de l'homme. — L'air est un élément indispensable à la vie humaine. C'est dans l'air que l'homme trouve l'oxygène nécessaire à sa vie. Par la respiration, on le sait, il prend l'oxygène de cet air atmosphérique, l'introduit dans ses poumons ; là, l'oxygène rencontre le globule sanguin, qui se charge de cet élément vital, en même temps qu'il se débarrasse de l'acide carbonique, qui est exhalé par le second temps de la respiration (l'expiration). On admet en général qu'un adulte absorbe de 20 à 25 litres d'oxygène par heure, et qu'il rend à l'atmosphère dans le même espace de temps de 15 à 20 litres d'acide carbonique.

III. La pression barométrique ; air comprimé, air raréfié : mal des montagnes. — Dans nos pays, la pression barométrique moyenne est d'environ 760 millimètres. On sait que cette pression varie avec l'altitude, diminuant quand on s'élève ; en d'autres termes, l'air se raréfie à mesure que l'altitude augmente.

L'acte de respirer dans un air raréfié exerce une influence fâcheuse sur l'organisme, influence qui peut aller de la simple incommodité jusqu'aux accidents les plus graves, jusqu'aux accidents mortels.

La simple incommodité, elle est bien connue : on l'éprouve dans les hautes ascensions ; elle augmente à mesure que l'on monte, à mesure que l'air se raréfie, que la pression barométrique s'abaisse. Dans les hautes ascensions, la colonne de mercure peut descendre à 500, 400 et jusqu'à 300 millimètres. L'ensemble des phénomènes que ressent l'individu qui s'est élevé à ces grandes hauteurs est désigné sous le nom de *mal des montagnes.*

« Les mouvements s'exécutent avec plus de difficulté ; l'anhélation et la fatigue se produisent plus facilement ; le pouls devient plus fréquent, d'autant plus fréquent que la pression barométrique baisse davantage ; la respiration enfin s'accélère. On peut même voir se produire des hémorragies par la muqueuse respiratoire, si la diminution de la pression est trop grande. » (A. Proust, *Traité d'hygiène.*)

Les accidents s'accentuent et peuvent se terminer par la mort si l'on parvient à des hauteurs encore plus grandes, ainsi que cela se produit dans les ascensions en ballon. Une catastrophe tristement célèbre, celle du *Zénith,* où deux aéronautes trouvèrent la mort, est un récent exemple des dangers de l'air raréfié aux altitudes de 7,000 et 8,000 mètres.

Un éminent savant, qui a consacré à l'étude des effets physiologiques de la pression barométrique un de ses plus beaux livres, M. Paul Bert, a prouvé que les accidents étaient dus à ce que, dans la vie à l'air raréfié, le sang perdait de son oxygène, se désoxygénait ; il a montré que pour les éviter il suffisait de respirer de l'oxygène pur, c'est-à-dire de rendre au sang ce qu'il perdait de ce gaz pendant le séjour dans l'air raréfié.

L'influence de l'air comprimé n'est pas moins fâcheuse que celle de l'air raréfié. On sait que pour l'exécution de certains travaux, tels que l'établissement de piles de pont, etc., les ouvriers travaillent dans un air comprimé à plusieurs atmosphères.

« Lorsque la pression augmente de une ou deux atmosphères seulement, les respirations deviennent

plus fréquentes, plus profondes ; la circulation se ra-
lentit ; la peau de la face pâlit, les mouvements musculaires sont plus faciles. Des accidents graves peuvent
survenir lorsque la pression atteint un degré élevé,
cinq atmosphères par exemple, et dans ce cas ils se
produisent, non pas pendant que le sujet est soumis à
l'influence de la compression, mais au moment de la
décompression. » (PROUST, *loco cit.*) Si le sujet passe
brusquement, sans précaution, *et non graduellement*, de
l'air comprimé à l'air de pression normale, il éprouve
divers accidents plus ou moins graves, et parfois tombe
subitement mort. Aussi, dans les exploitations où est
établi le travail à l'air comprimé, toutes les précautions
sont-elles prises aujourd'hui pour que l'ouvrier ne
puisse revenir que par degrés à l'air normal et passe
par une série de pièces où l'air se décomprime graduellement.

IV. Des impuretés de l'air. — L'air, avons-nous dit,
ne compte comme éléments normaux que l'oxygène,
l'azote, et des proportions infimes d'acide carbonique
et de vapeur d'eau.

Mais l'atmosphère dans laquelle nous vivons contient toujours en outre un certain nombre de principes,
de corps, dont les uns sont inoffensifs pour nous, et les
autres plus ou moins malfaisants. A tous ces éléments
anormaux on peut donner le nom d'impuretés de l'air.

Ces éléments, ces impuretés, sont très variables dans
leur nature ; ce sont des poussières diverses, des germes
microscopiques, des microbes ; ce sont aussi des gaz.
Il nous faut dire un mot de ces impuretés et de leur
action sur l'organisme humain.

**V. Germes de maladies contenus dans l'air ; rôle
de l'air dans la diffusion des maladies contagieuses.**

L'impaludisme ou malaria. — Dans le chapitre pré-
cédent, nous avons dit ce qu'étaient les microbes, les
germes microscopiques, et nous avons parlé de leur
diffusion dans tout ce qui nous entoure. Nous avons
expliqué qu'il y en avait dans l'air, d'autant plus qu'il
s'agit de l'air d'un lieu plus peuplé : l'air d'une grande
rue dans une ville, l'air d'une salle d'hôpital, etc., en
contiennent des quantités innombrables, alors que l'air
des montagnes, des lieux non habités, en est presque
exempt.

Parmi ces germes, ces microbes, il en est beaucoup,
et c'est la majorité même, qui sont absolument inoffensifs pour nous ; mais il en est de malfaisants : il faut
le savoir, et savoir quels ils sont.

A une époque qui n'est pas bien éloignée de nous,
on croyait volontiers que l'air contenait en suspension
tous les germes des maladies contagieuses, que la contagion de toutes ces maladies *se faisait,* suivant une
expression qui sera développée et expliquée au chapitre IV, *par l'air.* Aujourd'hui il est reconnu que le
rôle de l'air dans la contagion est bien moins important qu'on se l'était imaginé. Ce n'est pas dans l'air que
nous prenons, on le sait maintenant, les germes de la
fièvre typhoïde et du choléra, mais dans l'eau de boisson. Il est certain toutefois que c'est l'air qui nous
donne, suivant un mécanisme que nous développerons
ailleurs, les germes de la variole, de la rougeole, de
la scarlatine, de la diphthérie et de la tuberculose.

Tous ces faits seront établis en leur lieu ; nous ne
voulons parler ici que de l'*influence du voisinage des
marais sur l'air.* Cette influence se traduit pour l'homme
par le développement d'une affection grave, qui tue
parfois, et en tout cas laisse sa trace pour la vie chez

2.

celui qu'elle a atteint : cette affection, c'est l'impaludisme, ou la fièvre intermittente, les *fièvres,* suivant
une expression vulgaire et pittoresque, ou encore la
malaria (mauvais air).

Il y a entre ces deux termes : existence d'un marais
et développement de l'impaludisme, une relation parfaitement établie; *les pays à marais sont les pays à
fièvres.*

Chacun sait ce qu'est la fièvre dont nous parlons ici;
elle se traduit par des accès qui reviennent à intervalles
réglés, tous les deux jours le plus souvent, tous les
jours, tous les trois jours, etc.

L'accès est caractérisé par un frisson violent, pendant lequel le malade grelotte, claque des dents.
Cette période de frisson est suivie d'une période de
chaleur et de sueur. Les accès se reproduisent ainsi
pendant un temps plus ou moins long, peuvent cesser,
mais pour reparaître après un intervalle plus ou moins
éloigné. La *quinine* est le médicament qui combat le
plus sûrement les fièvres. Il est bon de le savoir.

En France, les marais, et partant les fièvres, ne sont
pas très répandus; dans le centre de la France cependant, et surtout dans le Midi, il y a des marais et des
fièvres. Mais c'est surtout en Italie, en Afrique, dans
les pays chauds, dans les pays équatoriaux, que les
fièvres se rencontrent : elles y font de nombreuses
victimes.

Combler les marais, défricher et planter les terrains
marécageux, tel est le moyen efficace de faire disparaître les fièvres; partout où cette pratique a été mise
en œuvre, les fièvres ont disparu de la contrée.

**VI. Les poussières. Poussières de charbon : l'an-
thracosis et la phtisie des mineurs.** — L'atmosphère

qui nous entoure contient de nombreuses poussières, et entre toutes, celle qui domine, c'est la poussière de charbon. Cela se conçoit assez, étant donné le rôle que joue ce corps dans la vie de notre siècle, rôle qu'il est bien inutile de développer ici.

L'air des villes est chargé de poussières de charbon, et un fait singulier et intéressant se produit d'une façon pour ainsi dire constante. Ces poussières ou particules de charbon entrent avec l'air dans nos voies respiratoires, se fixent dans les poumons. Plus nous avançons en âge et plus nos poumons contiennent de ces particules de charbon, si bien que les poumons de tous les vieillards sont sillonnés à leur surface de traînées noirâtres qui ne sont que des amas de grains de charbon : on a désigné cet état des poumons des vieillards, état normal actuellement, sous le nom d'anthracosis (*anthrax* = charbon).

La présence de ces corpuscules de charbon ne constitue ni un danger ni un inconvénient. Mais il est une catégorie d'individus chez lesquels il n'en est plus de même : nous voulons parler des mineurs. Chez ces ouvriers, sans cesse exposés à des flots de poussière charbonneuse, les corpuscules charbonneux ont bientôt gorgé le poumon : le mineur ainsi atteint perd facilement la respiration, s'essouffle au moindre effort, et tousse fréquemment. Sans cesse il rejette des crachats noirâtres mêlés de grains charbonneux; bientôt son poumon se désorganise, s'ulcère; le malheureux tousse et crache de plus en plus, tombe malade, et meurt dans la consomption, le marasme, à la façon des poitrinaires : c'est là ce qu'on a appelé la *phtisie des mineurs*.

LEÇON V

I. Impuretés de l'air (*suite*). Impuretés gazeuses. Gaz des fosses d'aisances : le *plomb* des vidangeurs. L'oxyde de carbone. Sources de l'oxyde de carbone : empoisonnement par le charbon.

II. Quantité d'air nécessaire dans les habitations. — Air vicié, air confiné. — Ventilation. — Chauffage.

I. Impuretés de l'air *(suite)*. **Impuretés gazeuses. Gaz des fosses d'aisances : le « plomb » des vidangeurs. L'oxyde de carbone. Sources de l'oxyde de carbone; empoisonnement par le charbon.** — Nous avons indiqué dans la précédente leçon quelques-unes des impuretés de l'air : germes et poussières. Nous allons dire quelques mots ici des impuretés gazeuses, c'est-à-dire des gaz autres que l'azote et l'oxygène qui peuvent accidentellement se rencontrer dans l'air.

Nous ne traiterons que deux points de cette question : 1° *les gaz des fosses d'aisances;* 2° *l'oxyde de carbone,* en raison des accidents terribles auxquels ces deux variétés d'impuretés gazeuses peuvent donner lieu.

1° Il est arrivé trop souvent, dans des opérations de vidanges, que des ouvriers, descendant dans la fosse immédiatement après son ouverture, tombaient subitement asphyxiés et que tous les efforts tentés pour les rappeler à la vie étaient inutiles : la mort avait été subite, brusque. Le phénomène est d'ailleurs bien connu des ouvriers vidangeurs, qui lui ont donné le nom de *plomb*.

Il est certain que dans ces cas il s'agit d'une asphyxie causée par les gaz toxiques accumulés dans la fosse pendant la fermentation putride des matières qu'elle contient; ces gaz sont divers, et sont surtout l'hydrogène sulfuré, l'ammoniaque, et les acides gras volatils. Les mêmes gaz toxiques se retrouvent dans les égouts non ventilés où s'accumulent des matières fécales et des matières en putréfaction, et des égoutiers ont été plus d'une fois victimes, comme les vidangeurs, de ces émanations asphyxiantes.

2° L'oxyde de carbone, dont la formule chimique, on le sait, est CO, est un gaz d'une toxicité terrible. Quelques millièmes de ce gaz dans l'air que nous respirons suffisent à produire des accidents mortels.

Chacun sait ce qu'est l'empoisonnement par le charbon. C'est un des modes de suicide les plus répandus. Toutes les issues de la pièce étant fermées, le malheureux qui s'est résolu au suicide allume un réchaud plein de charbon, et succombe asphyxié, après un temps variable, par le gaz dégagé par cette combustion. Ce gaz, c'est l'oxyde de carbone; il n'est pas seul à vrai dire, car de l'acide carbonique aussi se dégage pendant l'opération; mais l'acide carbonique est loin d'avoir la toxicité de l'oxyde de carbone.

Cette asphyxie par l'oxyde de carbone est, en dehors des suicides, un accident très fréquent. Les sources de l'oxyde de carbone sont en effet nombreuses autour de nous, et la quantité de ce gaz suffisant à produire des accidents mortels est minime.

Partout où brûle du charbon, il se dégage de l'oxyde de carbone en quantité plus ou moins grande, suivant que la combustion du charbon est plus ou moins parfaite. Tous nos appareils de chauffage donnent donc lieu à la production d'oxyde de carbone; mais tous ne sont pas également dangereux; les poêles le sont, d'une façon générale, plus que les cheminées, et parmi les poêles il en est toute une catégorie qui est particulièrement néfaste : ce sont les poêles dits *américains,* les *poêles roulants,* qu'on promène d'une pièce à l'autre, et qu'on adapte plus ou moins parfaitement à la cheminée de la chambre dans laquelle on les amène. Ces poêles dégagent des quantités énormes d'oxyde de carbone, qui refluent en partie très souvent dans la pièce où ils séjournent. Ces poêles ont été, à très juste titre, condamnés par l'Académie de médecine ; ce sont des appareils des plus dangereux.

On conçoit aussi que le fait d'allumer un brasier de charbon au milieu d'une pièce sans donner de dégagement aux gaz issus de la combustion, soit une détestable pratique, donnant lieu à des quantités d'oxyde de carbone qui se répandront dans la pièce.

Le gaz d'éclairage renferme aussi de l'oxyde de carbone en quantité notable, et c'est à ce gaz qu'il faut attribuer tous les accidents d'asphyxie produits par le gaz d'éclairage dans des circonstances multiples que nous ne pouvons énumérer ici.

II. Quantité d'air nécessaire dans les habitations. Air vicié, air confiné. Ventilation. Chauffage. — « Lorsqu'un certain nombre d'individus respirent dans une atmosphère qui ne se renouvelle pas ou se renouvelle mal, en vertu des échanges incessants qui s'opèrent entre le sang et cette atmosphère (absorption d'oxygène, dégagement d'acide carbonique), la proportion relative des éléments constitutifs de l'air se modifie. Ces changements qui se produisent dans la composition de l'air, par suite de la respiration dans une atmosphère confinée, sont multiples. Il y a d'abord diminution de la quantité d'oxygène. La proportion normale de 21 pour 100 peut tomber à 19 ou 18, et même au-dessous. Ensuite, il y a présence en excès de l'acide carbonique. D'après Andral et Gavarret, l'exhalation pulmonaire fournit, par heure, 9 litres d'acide carbonique chez l'enfant de huit ans, 12 litres chez la femme adulte, et 20 litres chez l'homme... On comprend que la respiration empoisonne rapidement l'atmosphère, et fait augmenter l'acide carbonique dans une proportion considérable. » (Proust.)

On admet que l'air est vicié lorsqu'il renferme plus de 0,6 pour 1,000 d'acide carbonique, et dans les espaces clos, où respirent sans renouvellement d'air un grand nombre de personnes, cette quantité peut s'élever jusqu'à 2 et 3 pour 1,000.

Le danger de l'air vicié, de l'air confiné (les deux expressions s'enchaînent et s'appellent), dangers très réels et que nous allons décrire ci-dessous, résultent donc de la diminution d'oxygène, de l'augmentation d'acide carbonique, et peut-être aussi de la présence dans l'air vicié de quelque matière dangereuse encore très mal connue, contenue dans les produits de la respiration de l'homme.

L'influence de la diminution d'oxygène a été nettement mise en relief par des expériences précises d'un grand savant, M. Claude Bernard. Quand on place un animal sous une cloche où l'air ne peut se renouveler, où il ne peut pénétrer d'oxygène, on ne remarque rien d'anormal tant que la proportion de ce gaz est au-dessus de 15 pour 100. Au-dessous de ce taux, la respiration devient de plus en plus pénible, et l'asphyxie apparaît si la quantité d'oxygène tombe à 3 pour 100.

Voici un fait des plus curieux : si dans la cloche à air vicié où respire depuis deux ou trois heures le premier animal (qui dans l'expérience est un oiseau) sans une gêne trop marquée, on en fait pénétrer un second, celui-ci tombe brusquement asphyxié.

« On admet généralement deux degrés dans les accidents produits par l'air confiné. A un premier degré, on observe simplement du malaise, de la céphalalgie, du vertige ; la respiration est gênée ; il y a des nausées, parfois des syncopes. Ce sont là les signes d'une asphyxie commençant. A un degré plus avancé, on observe des sueurs abondantes, une soif vive, des douleurs thoraciques, de la dyspnée, parfois du délire, et bientôt la mort. » (PROUST.)

Voici quelques exemples célèbres qui mettront en pleine évidence les dangers de l'air confiné, de l'air vicié par une agglomération d'individus, et qui ne peut se renouveler.

« Aux Indes, cent quarante-six prisonniers anglais, renfermés dans un lieu clos de vingt pieds carrés, succombèrent pour la plupart, après avoir présenté une soif vive, de la suffocation, un besoin d'air si pressant, qu'ils se battirent pour s'approcher des soupiraux. Au bout de huit jours, vingt-trois seulement restaient vivants.

Rappelons encore qu'après la bataille d'Austerlitz, trois cents prisonniers autrichiens ayant été enfermés dans une cave, deux cent soixante succombèrent par asphyxie en peu de temps. » (PROUST.)

Enfin à Oxford, dans une séance des assises où la foule se pressait, juges, spectateurs, accusés, furent frappés d'asphyxie mortelle.

Le seul moyen d'éviter tous ces accidents, c'est de donner aux pièces où seront réunis des individus en nombre, un cube d'air suffisant pour que ceux-ci puissent y séjourner sans danger, au cas où l'air ne pourrait être renouvelé suffisamment.

Quel est ce cube? Il est facile à calculer. « On admet généralement qu'un homme adulte absorbe par heure de 19 à 25 litres d'oxygène et qu'il exhale de 15 à 20 litres d'acide carbonique. Il fait pénétrer dans ses poumons 10,000 litres d'air par jour, soit par conséquent 47 litres par heure. Il faut donc qu'une chambre dans laquelle l'air n'est point renouvelé pendant la nuit, c'est-à-dire environ pendant huit heures, ait un cubage d'au moins 30 mètres par tête. » (Proust.)

Cette donnée est des plus importantes à retenir. Mais il y a mieux encore que de calculer sur un air non renouvelé et donner par tête un cubage d'air suffisant aux besoins de plusieurs heures, et ce mieux, c'est d'établir un bon renouvellement d'air, c'est-à-dire une bonne *ventilation*. On admet qu'en moyenne chaque individu doit recevoir dans une pièce 50 à 60 mètres cubes d'air frais par heure : fournir cette quantité est le but que doit atteindre la ventilation.

Nous ne saurions entrer dans de longs détails sur cette question toute technique, et décrire des ventilateurs. Nous dirons seulement qu'il existe deux sortes de ventilation, dont l'une est simple, naturelle, à la portée de tous, partout, et dont l'autre, mécanique, artificielle, exige des appareils perfectionnés. La première consiste à aérer largement, en ouvrant portes et fenêtres aussi souvent que faire se peut, *et en tous cas, à l'école, chaque fois que les élèves quittent une salle où ils viennent de séjourner*. La seconde est l'affaire des architectes et des constructeurs; nous ne saurions nous y arrêter.

Nous serons très bref aussi sur le chauffage. Il existe bien des modes de chauffage. Le plus hygiénique, c'est la cheminée, qui produit, outre la chaleur, une bonne ventilation de la pièce. Mais c'est un mode peu économique, car il y a une grande déperdition de chaleur. Les autres modes de chauffage sont les poêles en fonte ou en porcelaine, les calorifères, etc. Nous n'avons qu'à répéter ici ce que nous avons dit plus haut ; il n'y a qu'un système à rejeter : c'est celui des poêles roulants, des poêles mobiles, appareils qui ne sont bons qu'à causer des accidents.

CHAPITRE III

LES ALIMENTS

Falsifications alimentaires principales des aliments solides et liquides ordinaires. — Les viandes dange. reuses : parasitisme ou germes infectieux (trichinose, ladrerie, charbon, tuberculose). — Viandes putréfiées : intoxication par la viande du porc, les saucisses.

La définition du mot *aliment* est bien inutile à donner ici ; la conception que chacun a naturellement de ce mot est la meilleure des définitions.

Il n'entre pas dans le cadre de notre manuel d'envisager la question de l'alimentation et des aliments sous toutes ses faces, d'énumérer les divers aliments, d'en dire la composition, quelle quantité de tels ou tels principes est nécessaire à l'homme, etc. Ce sont là des questions bien intéressantes, mais d'ordre plus abstrait, plus scientifique, que les questions pratiques que nous avons à traiter.

Ce que nous devons étudier ici, ce que nous devons tâcher de bien faire saisir, c'est un côté simple, mais de haute importance en cette vaste question. Certains aliments peuvent nuire à notre santé s'il en est fait un usage abusif : tels l'alcool et les boissons alcooliques ; certains autres sont nuisibles parce qu'ils ont été falsifiés, parce que frauduleusement on leur a incorporé des substances nocives, étrangères à leur composition normale ; certains autres enfin sont dangereux, ou parce qu'ils recèlent en eux des germes de maladies que l'homme peut contracter quand il fait usage de ces aliments, ou bien encore parce que, pour diverses raisons que nous dirons ailleurs, ils donnent lieu à des phénomènes d'empoisonnement.

Savoir qu'il y a des aliments dangereux, quelle est la source du danger qu'ils nous font courir, et comment on peut se mettre en garde contre ces dangers, ce sont là autant de questions capitales dont chacun saisit l'importance : ce sont celles que nous allons traiter dans les leçons de ce chapitre.

Ce chapitre comporte trois divisions, dont les lignes sont indiquées dans ce préambule. A chacune de ces divisions correspond une leçon.

Leçon VI. — Boissons alcooliques. — L'alcool et l'alcoolisme.

Leçon VII. — Falsifications des aliments principaux liquides ou solides.

Leçon VIII. — Aliments contenant des principes morbigènes[1] ou des substances toxiques. — Maladies et empoisonnements d'origine alimentaire.

LEÇON VI

Boissons alcooliques. — Alcool et alcoolisme.

I. Les diverses boissons alcooliques. Leur origine, leur composition, leur degré alcoolique. Alcools industriels.
II. L'alcoolisme.
III. Comment et pourquoi on devient alcoolique. Rôle des alcools impurs.
IV. L'accroissement de l'alcoolisme en France. Les conséquences de cet accroissement pour le pays.

I. Les diverses boissons alcooliques. Leur origine, leur composition, leur degré alcoolique. Alcools industriels. — On désigne sous le nom de boissons alcooliques une série de boissons variées qui ont toutes pour base commune l'*alcool*, mêlé en proportions plus ou moins fortes à d'autres principes divers.

Les corps désignés en chimie sous le nom d'al-

1. Morbigène veut dire « qui engendre la maladie ».

cools sont aujourd'hui extrêmement nombreux ; l'alcool que nous envisageons ici, et qui seul doit être entendu dans la langue courante sous cette dénomination d'alcool, est l'alcool éthylique, dont la formule chimique est C^2H^6O.

Les boissons alcooliques sont des plus variées : celles qui sont en usage dans nos pays sont surtout, sont presque exclusivement le *vin*, la *bière*, le *cidre*, les *eaux-de-vie* et *rhums* et les *liqueurs*.

Un mot d'abord sur la composition de chacune de ces boissons et sur la quantité d'alcool qu'elles renferment, quantité d'alcool qu'on désigne couramment par le terme de degré alcoolique.

VIN. — Le vin est le produit de la fermentation du jus de la grappe fraîche.

Les chiffres ci-dessous donnent la composition moyenne du vin rouge, d'après M. Gautier ; ils permettront de juger d'un coup d'œil quels éléments entrent dans la composition de ce liquide.

Eau.	869 »
Alcool (en volume).	100 »
Alcools divers, éthers et parfums	Traces.
Glycérine.	6.50
Acide succinique	1.50
Matières albuminoïdes, grasses, sucrées, gommeuses et colorantes.	16 »
Tartrate de potasse.	4 »
Acides acétique, propionique, citrique, malique, carbonique	1.50
Chlorures, bromures, iodures, fluorures, phosphate de potasse, de soude, de chaux, de magnésie, oxyde de fer, alumine, ammoniaque.	1.50
	1,000.00

Dans le vin il entre ordinairement 80 à 92 parties d'eau, 7 à 15 ou 16 pour 100 d'alcool; l'extrait sec, qui contient la glycérine, l'acide succinique, le chlorure de potassium, le tannin, quelques autres matières minérales, les matières colorantes et l'albumine, est de 15 à 50 grammes pour 1,000.

En moyenne, le vin de France contient 9 parties d'alcool pour 100 de liquide, ce qui s'exprime en disant que le degré alcoolique moyen des vins de France est 9.

Bière. — La bière est le résultat de la fermentation alcoolique d'un moût spécial composé d'orge germée, qui forme la base de ce moût, et de houblon, qui n'entre là que pour donner le goût et l'amertume caractéristiques.

Le degré alcoolique moyen de la bière est 3.

Cidre. — Le cidre, dont le degré alcoolique moyen est 5, est le produit de la fermentation alcoolique du jus de la pomme.

Eaux-de-vie. — Les eaux-de-vie sont des boissons alcooliques où l'alcool entre dans les proportions de 38 à 61 pour 100, c'est-à-dire que le degré alcoolique des eaux-de-vie varie de 38 à 61.

Les eaux-de-vie sont de provenances très diverses, et ces provenances, nous allons les indiquer rapidement.

Eau-de-vie de vin. — Cette eau-de-vie, qui était autrefois la seule connue en France, est obtenue par la *distillation* du vin[1], et de préférence du vin blanc. Certaines eaux-de-vie étaient et sont encore renommées, telles celles de la Charente, connues sous le nom de cognac, fine-champagne, etc.

---

1. La distillation d'un liquide alcoolique est une opération qui a pour but essentiel de séparer l'alcool du liquide auquel il est mélangé.

Eau-de-vie de marcs de raisin. — Elle est le produit de la distillation des marcs, ainsi que l'indique son nom.

Eau-de-vie de cidre. — Elle est obtenue par la distillation du cidre ; c'est là une industrie localisée en Normandie, où cette sorte de boisson est connue sous le nom de *calvados*.

Eau-de-vie de fruits. — Dans l'Est, on distille les jus sucrés de certains fruits, tels que les cerises et les prunes, et c'est ainsi que s'obtiennent les produits connus sous les noms de kirsch, d'eau-de-vie de couetsche, etc.

ALCOOLS INDUSTRIELS. — Tout le groupe des eaux-de-vie que nous venons de passer en revue a une caractéristique commune : l'alcool de base est tiré de boissons alcooliques, de boissons renfermant de l'alcool ; une simple distillation suffit à séparer cet alcool.

Dans le groupe suivant, la préparation de l'eau-de-vie est tout autre : elle est *industrielle, artificielle*. On s'adresse à des substances diverses qui peuvent, par distillation, céder de l'alcool. L'industrie distille ces substances ; puis l'alcool obtenu est amené au degré de dilution voulu, coloré, aromatisé convenablement, et le produit obtenu ainsi devient l'eau-de-vie marchande.

L'alcool qui forme la base de ces eaux-de-vie industrielles se tire aujourd'hui des substances suivantes :

1° *Grains.* — La distillation du riz, du maïs, du sarrasin, du blé, du millet, du seigle, de l'orge, de l'avoine, des haricots, pois, lentilles, donne aujourd'hui des quantités énormes d'alcool.

2° *Pommes de terre.* — La distillation de la pomme de terre est peu répandue en France ; elle l'est beaucoup plus dans certains pays étrangers.

3° *Betteraves.* — Toutes les racines saccharifères ou

à sucre telles que les racines de betterave, carotte, panais, navet, peuvent donner de l'alcool par distillation. C'est surtout la betterave que l'on distille, et il se fait aujourd'hui une grande quantité de cette sorte d'alcool.

4° *Mélasses.* — La mélasse est le jus sirupeux que laisse la cristallisation des sucres de betterave, de canne, etc. ; c'est surtout les mélasses de betterave et de canne à sucre que l'on distille ; le rhum ou tafia est le produit de la distillation de la mélasse de canne.

La production de l'alcool de betterave et de mélasse est une industrie du nord de la France.

Depuis un grand nombre d'années, les eaux-de-vie à base d'alcool industriel ont remplacé presque entièrement les eaux-de-vie de vin, qui n'existent plus aujourd'hui qu'en quantité minime.

LIQUEURS. — Toutes les liqueurs, de quelque nom qu'on les décore, « ont pour base essentielle l'alcool, le sucre et l'eau, auxquels on ajoute comme accessoires diverses substances aromatiques qui déterminent le nom de la liqueur, et dont le nombre varie à l'infini ». (CLAUDE.)

Le degré alcoolique de ces liqueurs est des plus variables, et souvent fort élevé. Voici les degrés alcooliques des liqueurs les plus usitées en France :

Absinthe suisse.	70°
Chartreuse jaune.	43°
Bitter français	42°
Bénédictine.	34°
Trappistine.	34°
Curaçao	32°

II. L'alcoolisme. — L'alcool, qui à dose faible peu

être une boisson utile à l'homme, devient à dose forte, et surtout à dose forte répétée et prolongée, un terrible danger. C'est un poison véritable, un toxique déterminant alors une série de phénomènes morbides englobés sous le nom d'*empoisonnement* ou *intoxication alcoolique*, d'*alcoolisme chronique*, ou simplement *alcoolisme*.

Chacun sait ce que c'est que l'ivresse : l'ivresse est un empoisonnement, une intoxication aiguë, passagère, produite par l'absorption rapide d'une dose trop forte d'alcool. L'ivresse peut, lorsqu'elle est absolument passagère, lorsque l'excès alcoolique n'est pas répété, ne laisser aucune trace dans l'organisme.

Il en est tout autrement de l'alcoolisme chronique. C'est une épouvantable maladie qui porte sur l'économie tout entière, qui cause la ruine totale de l'individu, dont elle dégrade le *moral* comme le *physique*.

L'alcoolique tremble des mains, et c'est là un phénomène des plus frappants et des plus importants; il devient maladroit, presque incapable de se servir de ses mains; son estomac est bientôt atteint; le malade perd l'appétit, vomit ses aliments, et, la désorganisation de l'organe progressant, l'estomac s'ulcère.

L'alcool attaque le foie, et une certaine maladie de cet organe, maladie fatalement mortelle, est des plus ordinaires chez l'alcoolique.

L'intelligence de l'alcoolique baisse rapidement; sa figure prend un air d'hébétude très marqué; il a des cauchemars effrayants la nuit; enfin souvent l'alcoolique est frappé d'aliénation mentale.

Le cours de l'alcoolisme est souvent traversé par un accident terrible, qui peut mettre fin aux jours du buveur : cet accident, c'est le *delirium tremens;* l'alcoolique, à la suite d'un excès de boisson, d'un refroidissement, etc., entre tout à coup dans un délire intense, souvent un délire furieux; en même temps tout son corps est agité, tremble. La terminaison de l'accès de *delirium tremens* est fréquemment la mort, et parfois c'est accidentellement, le malade se blessant, se jetant par la fenêtre, etc., au milieu de son délire, que la mort survient.

Le suicide est aussi très fréquent chez l'alcoolique.

On voit à quelle série de terribles dangers l'abus de l'alcool expose l'individu; mais ce n'est pas tout encore; l'acoolisme ne frappe pas seulement le malheureux buveur lui-même : il le suit dans sa descendance; il atteint, il dégrade ses enfants; l'enfant de l'alcoolique semble hériter de son ascendant un penchant à s'adonner aux spiritueux; il est souvent d'une intelligence dégradée, et diverses maladies nerveuses des plus graves sont l'apanage de la descendance des alcooliques : telle l'épilepsie, etc.

III. Comment et pourquoi on devient alcoolique Rôle des alcools impurs. — Nous venons de dire en quelques mots ce que c'est que l'alcoolisme; nous avons indiqué les ravages qu'exerce cet empoisonnement chez l'individu.

Nous devons dire maintenant comment et pourquoi on devient alcoolique.

Deux facteurs principaux interviennent dans l'empoisonnement alcoolique :

A. — *L'usage répété, journalier, de doses variables d'alcool;*

B. — *La qualité de l'alcool absorbé.*

A. — Une dose élevée d'alcool absorbée passagèrement se traduit par l'ivresse, qui se dissipe et ne laisse nulle trace si l'excès n'est pas renouvelé.

Le danger est ailleurs ; il est dans l'absorption *répétée chaque jour de doses* d'alcool variables, plus ou moins fortes.

L'empoisonnement alcoolique surviendra d'autant plus vite que la boisson ingérée habituellement renferme plus d'alcool, a un degré alcoolique plus élevé.

Le danger du vin, de la bière, du cidre, est minime ; il faut absorber une forte quantité de ces liquides pour arriver à ingérer une dose notable d'alcool pur, vu le degré alcoolique peu élevé de ces boissons ; aussi le vin, qui de ces trois boissons a le degré d'alcool le plus élevé, ne jouerait-il qu'un rôle minime dans la production de l'alcoolisme, s'il ne fallait compter avec les falsifications, qui le rendent dangereux au plus haut point, comme nous le dirons tout à l'heure.

Très grand au contraire est le danger des eaux-de-vie, des liqueurs absorbées chaque jour à doses variables, plus ou moins fortes. Ces boissons ont un degré alcoolique très élevé ; elles contiennent, sous un petit volume, une grande quantité de ce corps dangereux ; l'usage répété doit conduire fatalement à l'alcoolisme. Et, de fait, ce sont bien là les vrais facteurs de l'intoxication alcoolique. Le *petit verre* d'eau-de-vie qu'absorbent plusieurs fois par jour l'ouvrier, le paysan, ne les conduira jamais à l'ivresse : il les empoisonnera à la longue. Ailleurs, c'est le verre de liqueur qui, absorbé chaque jour à deux ou trois reprises, conduit au même résultat, et parmi les liqueurs il en est une qui joue le rôle le plus funeste : c'est l'absinthe. Les victimes de cette liqueur à titre d'alcool élevé sont si nombreuses, qu'un nom tout spécial a été réservé à l'empoisonnement alcoolique causé par l'absinthe : on l'appelle *absinthisme*. Enfin trop souvent l'empoisonnement par le petit verre d'eau-de-vie et par les diverses liqueurs est combiné; le petit verre d'eau-de-vie est absorbé le matin et après les repas; les liqueurs, avant les repas, ces dangereuses boissons ayant la réputation d'être *apéritives*.

B. — L'alcool qui forme la base de toute boisson alcoolique est, nous l'avons dit, l'alcool éthylique (C^2H^6O) : c'est le seul alcool que contient le bon vin, le seul que renferme l'eau-de-vie de vin.

Autrefois, la production du vin était abondante en France, et le pays suffisait, et au delà, à ses propres besoins. Le vin naturel abondait, et la seule eau-de-vie connue était l'eau-de-vie de vin, qui, dans les Charentes surtout, avait une grande réputation. Mais les diverses maladies de la vigne, et surtout le phylloxera, en ruinant les vignobles, ont amené de fâcheux changements. La production du vin a baissé dans des proportions énormes, et la France a été dans l'obligation d'importer des vins étrangers, qui, après avoir subi certaines modifications, certaines manipulations dont nous parlerons ailleurs, entrent dans la consommation; la distillation du vin pour la production des eaux-de-vie a à peu près cessé.

Il a fallu chercher ailleurs que dans cette distillation des sources d'alcool, et c'est alors que sont nées les industries dont nous avons parlé, industries dans lesquelles on tire l'alcool par distillation des grains, mélasses, betteraves, etc.

Ces alcools industriels entrent dans la consommation sous trois formes :

1° Dilués, colorés, aromatisés, ils forment les eaux-de-vie de commerce, sous les faux noms de cognac, fine-champagne, etc. ;

2° Ils entrent dans la composition des liqueurs diverses, dont ils forment l'alcool de base ;

3° Ils servent à falsifier les vins.

Or, dans tous ces alcools, produits de l'industrie, si l'alcool éthylique C^2H^6O forme toujours la base, le principe dominant, il n'est plus seul comme dans le vin naturel et l'eau-de-vie de vin ; mais la distillation fournit, outre l'alcool éthylique, une certaine quantité d'autres principes qu'on réunit sous le nom d'*impuretés de l'alcool,* et qui sont des *alcools* dits *supérieurs*[1], de l'aldéhyde, et des produits divers dont le nom ne saurait figurer ici.

Les impuretés communiquent à l'alcool qui les contient un goût désagréable, d'où le nom d'*alcool mauvais goût* donné aux alcools impurs. A la distillation, elles passent soit au commencement, soit à la fin de l'opération, l'alcool éthylique pur passant au milieu : d'où encore les noms de *mauvais goûts de tête* et *de queue,* sous lesquels on désigne ces impuretés.

Ces impuretés peuvent, par une série d'opérations dites rectifications, être enlevées au produit de la distillation des grains, betteraves, mélasses, etc., et l'alcool éthylique reste seul, dégagé de toute impureté. Mais

---

1. On désigne sous le nom d'alcools supérieurs des alcools dont la formule chimique est plus *élevée* que celle de l'alcool éthylique ; les alcools dont il est ici question sont :

L'alcool propylique...... C^3H^8O ;
— butylique...... $C^4H^{10}O$;
— amylique ...... $C^5H^{12}O$.

La formule de l'alcool éthylique est C^2H^6O. Le terme *supérieur* est donc loin d'indiquer une qualité supérieure de ces alcools, qui sont au contraire plus malfaisants que l'alcool éthylique.

ces rectifications sont longues, difficiles, et ne peuvent être faites que par quelques industriels bien outillés : la plupart des alcools industriels sont et restent *impurs*.

Or, si l'alcool éthylique est déjà malfaisant, très malfaisant, bien plus dangereuses encore, bien plus délétères pour l'organisme humain sont les impuretés de l'alcool ; une boisson alcoolique est d'autant plus dangereuse qu'elle contient plus de ces impuretés.

L'alcool tiré de la pomme de terre est, de tous les alcools industriels, celui qui contient le plus d'impuretés ; puis viennent les alcools de betteraves, de mélasses et de grains.

En 1885, la production totale officielle d'alcool était, pour toute la France, de 1,864,514 hectolitres ; or voici comment elle se décomposait :

Alcool de mélasses	. . . .	728.523
— grains	. . . .	567.768
— betteraves	. . . .	465.451
— marcs	. . . .	43.853
— vins	. . . .	23.240
— cidres	. . . .	20.908
— fruits.	. . . .	7.680
— divers	. . . .	7.091

Ainsi donc, en 1885 l'alcool tiré de la distillation du vin, c'est-à-dire l'alcool le moins malfaisant, n'entrait que pour 23,240 hectolitres dans une production totale de 1,864,514 hectolitres ; il avait cédé presque complètement la place à des alcools industriels (mélasses, grains, betteraves), chargés d'impuretés, qui doublent le danger des boissons alcooliques.

Armés de ces connaissances nouvelles, reprenons l'étude des diverses boissons alcooliques. Nous allons voir combien s'est augmenté le degré de nocivité de celles que nous signalions déjà comme nuisibles par le fait de leur degré alcoolique élevé (eaux-de-vie et liqueurs), et d'autre part nous allons voir une boisson qu'on pouvait autrefois considérer comme presque inoffensive, le vin, donner lieu à des accidents d'alcoolisme très marqués.

EAUX-DE-VIE. — L'eau-de-vie de vin est une rareté aujourd'hui ; ce que le consommateur prend sous ce nom, c'est de l'alcool industriel dilué, coloré artificiellement et aromatisé. Trop souvent l'arome est dû à des essences vendues sous le nom de *bouquets de rhum, bouquets de cognac,* essences complexes et en tous cas extrèmement dangereuses.

L'eau-de-vie de vin véritable était déjà toxique ; combien plus le sont les produits chargés d'impuretés, et combien plus rapidement ils conduisent à l'intoxication alcoolique[1] !

LIQUEURS. — On fabrique aujourd'hui les liqueurs, la plupart du temps, par le même procédé qu'on fabrique les eaux-de-vie : on prend de mauvais alcools d'industrie, dont on masque le goût par une substance aromatique forte, variable suivant le nom de la liqueur, qui devient ainsi un double poison : et par son titre alcoolique et par les impuretés toxiques dont elle est chargée : citons comme exemples l'absinthe, les amers, le bitter, etc.

---

1. Les eaux-de-vie de marcs et de cidre contiennent naturellement, quoique à un moindre degré, les mêmes impuretés que les alcools industriels; beaucoup plus dangereuses que l'eau-de-vie de vin vraie, elles sont toxiques presque au même degré et pour les mêmes raisons que les eaux-de vie faites avec les alcools d'industrie.

Vin. — Le vin, dont le degré alcoolique moyen en France est 9°, passait à bon droit autrefois pour une boisson excellente, peu dangereuse, conduisant rarement, et sauf abus marqués, à l'alcoolisme. Il n'en est plus de même aujourd'hui, où, chez des ouvriers s'abstenant d'eau-de-vie et de liqueurs, on voit l'alcoolisme déterminé par l'usage journalier de deux litres de vin.

La raison de ce fait est simple : le vin *à bon marché n'est pas un vin naturel;* c'est un vin falsifié par l'addition de mauvais alcools, d'alcools d'industrie impurs.

Cette sorte de falsification dangereuse porte le nom de vinage : le *vinage* est lié à une autre falsification, le *mouillage;* mouillage et vinage s'appellent et s'enchaînent.

Le vin est d'abord étendu d'eau, c'est-à-dire *mouillé.* Cette opération augmente le volume, mais le titre alcoolique baisse d'autant. Il faut le relever : pour cela on *vine,* c'est-à-dire on ajoute de l'alcool jusqu'à ce que le degré voulu soit atteint.

Si le vinage était pratiqué avec de l'alcool de bonne qualité, il n'y aurait que demi-dommage; mais il y a danger, car le vinage se fait la plupart du temps avec des alcools industriels non rectifiés, impurs.

Ainsi, de par le mouillage et le vinage, voilà le vin chargé de produits toxiques. Ce vin, qui ne contient et ne doit contenir que de l'alcool éthylique, renferme, après ces manipulations, des substances dangereuses, qui exerceront une action fâcheuse sur le consommateur; le vin était autrefois à peu près inoffensif : le voilà devenu nuisible, toxique, le voilà devenu facteur d'alcoolisme, comme les eaux-de-vie et liqueurs[1].

IV. L'accroissement de l'alcoolisme en France. Les conséquences de cet accroissement pour le pays. — Nous avons, dans les paragraphes qui précèdent, montré ce que c'est que l'alcoolisme; nous savons

---

1. Pour ne pas scinder l'étude des falsifications du vin, nous indiquons ici rapidement les falsifications principales autres que le mouillage et le vinage. Ces falsifications sont : le sucrage, le plâtrage, le salicylage, la coloration artificielle.

SUCRAGE. — Le sucrage consiste à élever la proportion d'alcool du vin en ajoutant à la vendange du sucre, qui entre en fermentation, produit de l'alcool, et augmente ainsi d'autant le degré alcoolique.

Le sucrage se fait d'après deux procédés : 1° le procédé de Gall : il consiste à ajouter au *moût* 20 à 24 pour 100 de sucre ; 2° le procédé de Petiot : on arrose d'eau sucrée le marc sortant du pressoir, on laisse fermenter, on soutire et on ajoute aux autres portions du vin.

Le sucrage effectué avec du sucre de canne ajouté en quantité raisonnable serait une pratique fort acceptable ; mais, par malheur, c'est ordinairement avec de mauvais glucoses commerciaux, impurs et dégageant pendant la fermentation des alcools supérieurs nocifs, que se fait le sucrage, qui, ainsi pratiqué, doit être condamné.

COLORATION ARTIFICIELLE. — Elle est une conséquence du mouillage ; le vin mouillé ayant peu de couleur, il faut rehausser celle-ci par la coloration artificielle. On emploie pour cette coloration des matières colorantes végétales ordinairement inoffensives, telles que le sureau (très employé en Espagne), mais souvent aussi des couleurs dérivées de la houille (sulfo de fuschine, rouge de Biebrich, etc.), qui doivent être absolument proscrites.

PLATRAGE. — « L'addition du plâtre à la vendange rend

comment et pourquoi on devient alcoolique; nous devons, dans ce paragraphe, insister sur cette tristè considération : c'est que l'alcoolisme augmente d'année en année dans notre pays, et que si, fort heureusement, il n'y a encore chez nous rien de comparable à ce qui existe dans quelques contrées du nord de l'Europe, le mal n'en est pas moins grave, très grave, et qu'il serait temps d'y mettre un frein; la connaissance plus répandue des dangers de l'alcool serait assurément, entre tous, un bon remède.

De 1840 à 1850, la production annuelle de l'alcool

---

la fermentation plus rapide et complète; elle empêche ou rend difficiles les fermentations ultérieures, elle relève le degré acidimétrique (acidité) du vin : d'où résulte une coloration plus intense et plus vermeille; elle dépouille et clarifie le vin, le rend rapidement marchand, et facilite sa conservation. Au point de vue du commerce, les vins plâtrés supportent mieux les chaleurs, les transports, les manipulations, etc., etc. » (MARTY.)

« Ordinairement le plâtrage consiste à ajouter à la vendange dans la cuve, et par couches alternant avec le raisin, du plâtre dans la proportion de 2 à 8 kilogrammes pour 100 kilogrammes de vendange. » (RICHARD.)

Le plâtrage est fort en honneur dans le Midi, ce qui se conçoit assez, étant donnés tous les avantages *marchands* de cette pratique; par malheur, l'hygiène ne s'en accommode guère. En effet, le sulfate de chaux ainsi introduit dans le moût décompose le bitartrate de potasse qui existe naturellement dans le jus de raisin, et donne du sulfate neutre de potasse, corps purgatif et irritant, et du sulfate acide de potasse, corps caustique et nocif. La présence de ce sulfate de potasse explique les accidents gastriques et intestinaux incontestables que fait naître l'ingestion du vin plâtré.

pur était en moyenne de 891,100 hectolitres. Dans la période de 1870 à 1875, elle passait à 1,591,070 hectolitres en moyenne annuelle ; en 1883, elle arrivait au chiffre colossal de 2,011,016 hectolitres ; en 1885, elle était de 1,864,514. Et il faut bien savoir que les chiffres si élevés des dernières années ne représentent pas la véritable quantité d'alcool produite : il en est une partie, en effet, qui échappe complètement à l'estimation officielle, c'est celle produite par les *bouilleurs de cru*, et il n'est pas exagéré d'ajouter de ce fait quelque cent mille hectolitres annuellement au chiffre officiel !

Le vin contient naturellement du sulfate de potasse ; mais il n'en contient au maximum que 6 centigrammes par litre, tandis que cette quantité peut s'élever dans les vins plâtrés à 8 grammes par litre et plus.

L'Académie de médecine, en 1888, considérant d'une part que le plâtrage est souvent dans une certaine mesure utile au vin, mais que d'autre part la quantité de sulfate de potasse résultant de cette pratique ne saurait sans inconvénient être élevée au delà de 2 grammes, a émis l'avis que « la présence du sulfate de potasse dans le vin de commerce, qu'elle qu'en soit l'origine, ne saurait être tolérée que jusqu'à la limite maxima de 2 grammes par litre ». Pareille limitation est adoptée par les pays voisins, tels que l'Allemagne et l'Italie, et mise en pratique, ce qui n'a pas encore eu lieu chez nous.

SALICYLAGE. — L'acide salicylique a été employé pour conserver le vin, comme il l'a été pour la bière et pour d'autres substances alimentaires.

L'acide salicylique ne saurait être absorbé journellement, même à doses minimes mais répétées, sans inconvénient grave pour l'économie, et c'est à juste titre que son addition à toute matière alimentaire, quelle qu'elle soit, est condamnée par l'hygiène et défendue par la loi.

En France, en 1830, on consommait en moyenne 1^l.12 d'alcool pur (il faut entendre par là l'alcool des eaux-de-vie et liqueurs, et non l'alcool contenu dans le vin, la bière, le cidre) par tête; en 1845, cette quantité s'élève à 3^l.85, quantité d'ailleurs inégalement répartie sur le territoire français, et variant de 13^l.40 d'alcool pur, dans la Seine-Inférieure, à 60 centilitres, dans la Savoie.

Un fait bien remarquable, et dont le danger apparaît nettement c'est que la consommation du vin baisse, en même temps que celle des eaux-de-vie et liqueurs s'élève.

En 1873, on buvait 119 litres de vin par tête en France; en 1885, on en buvait 75 litres.

En 1875, la production du vin était de 83,830 millions d'hectolitres; en 1885, elle était de 28,336 millions d'hectolitres!

Abaissement de la production du vin, boisson hygiénique peu alcoolique; accroissement de la production d'alcool pur, et par conséquent de la consommation des eaux-de-vie, liqueurs, etc., boissons alcooliques, boissons dangereuses : voilà le fait capital de ces dernières années.

Ajoutons, et c'est là une notion déjà acquise, que cet alcool, qui est aujourd'hui produit en quantités si élevées, est en presque totalité un alcool d'industrie, alcool dangereux, plus délétère encore pour l'organisme que l'alcool de vin, autrefois à peu près seul connu.

En 1875, on comptait en France 1 débit de boissons par 109 habitants; en 1885, il existait (sans compter Paris) 399,145 débits de boissons, soit 1 pour 94 habitants, et dans certaines contrées le rapport du nombre des débits à celui des habitants s'abaisse à 1 pour 46 ha-

bitants (Nord), 1 pour 66 habitants (Seine-Inférieure)!
L'alcoolisme n'est pas uniformément réparti en France;
c'est dans les départements du Nord, les départements
avoisinant la Manche, qu'il est le plus accusé; en d'autres termes, *c'est dans les départements à bière et à
cidre;* si l'alcoolisme est plus marqué là que partout
ailleurs, il n'en est pas moins tristement évident qu'il
progresse partout en France dans des proportions
effrayantes.

Les conséquences de cet accroissement sont désas-
treuses pour notre pays; quelques mots les feront res-
sortir :

En 1861, sur 100 *aliénés*, on en comptait de 8 à 9 dont
la folie était due à l'alcoolisme; en 1885, il y en avait
16 pour 100.

En 1876, 489 *morts accidentelles* pouvaient être rap-
portées à l'alcoolisme; en 1885, on comptait 538 de
ces décès.

La proportion des suicides par alcoolisme s'est élevée aussi très sensiblement; en 1885, 868, soit 11 pour
100 des suicides, étaient dus à l'alcoolisme.

La *criminalité* est plus forte que partout ailleurs
dans les départements adonnés à l'alcoolisme, et la
provenance de certains crimes ou délits (contre les
mœurs) semble tout particulièrement liée à l'alcoolisme.

On voit donc quels sont les dangers terribles, et
pour l'individu et pour la société, de cette progression
constante de l'alcoolisme dans notre pays.

« Pour nous, l'avenir appartient aux peuples so-
bres, » a-t-on dit dans une phrase célèbre; et ce mot
n'est que trop justifié par ce que nous venons d'étudier.

LEÇON VII

Falsification des principaux aliments liquides ou solides.

I. Falsifications des boissons : vin; bière; cidre; eaux-de-vie et liqueurs.
II. Falsifications du lait.
III. Falsifications du beurre.
IV. Falsifications des pâtisseries.
V. Falsifications du café.
VI. Falsifications des sucreries.

Falsifier un aliment, c'est introduire dans cet aliment des substances étrangères à sa composition normale; tantôt cette pratique ne constitue qu'une simple tromperie, les substances mêlées frauduleusement à l'aliment falsifié n'étant pas nocives; tantôt, au contraire, la falsification est éminemment dangereuse, par suite du caractère nocif des substances qui servent à la pratiquer.

Il y a grand intérêt à connaître sommairement les principales falsifications des aliments usuels, de façon à être en mesure d'en éviter le danger autant que faire se peut.

Nous allons, dans les pages suivantes, énumérer rapidement les falsifications usuelles des aliments suivants :

Boissons : vin, bière, cidre, eaux-de-vie et liqueurs;
Lait;
Beurre;
Pâtisseries;
Café;
Sucreries.

I. **Boissons.** — A. FALSIFICATIONS DU VIN. — Nous avons ailleurs été amené à traiter des diverses falsifications du vin. Nous rappellerons que ces falsifications sont surtout le *mouillage,* qui conduit au *vinage,* pratique dangereuse, à cause de la mauvaise

[ualité des alcools industriels qui servent à prati-
[uer le vinage ; et enfin le *plâtrage* et le *salicylage,*
leux falsifications dangereuses, car le plâtre et l'acide
ialicylique sont deux substances nocives pour l'orga-
iisme.

Mais ce n'est pas tout encore ; une pratique assez
·épandue consiste à *mouiller* le vin avec de la piquette
le raisins secs : ce n'est là qu'une tromperie ; mais
rop souvent, « au lieu de n'ajouter au vin que de l'eau
)ure ou de la véritable piquette, on y ajoute, sous
:ette rubrique, un produit fabriqué avec des glucoses
lu commerce, qui contiennent de l'acide sulfurique,
le l'acide chlorhydrique, des traces d'arsenic, etc. »
.e danger d'une pareille pratique n'a pas besoin d'être
onguement signalé.

Enfin il existe dans le commerce des vins fabriqués
le toutes pièces, où n'entre pas un gramme de vin
iaturel. M. Bardy a cité devant la commission du
jénat (commission d'enquête sur la consommation de
'alcool en France) le cas d'une maison de Valence
Espagne) faisant un commerce considérable d'expor-
ation pour les vins. On y fabriquait du vin avec de
'eau, un peu d'alcool et de l' « extrait sec », produit
irtificiel du commerce.

B. Bière. — La bière se fabrique, nous l'avons
lit, avec de l'orge germée (malt), qui donne l'alcool
)ar fermentation, et du houblon, qui donne l'amertume
:t l'arome.

Une première catégorie de falsifications consiste à
·emplacer l'une et l'autre substance fondamentale par
les produits moins chers et à peu près similaires. Le
nalt est remplacé par du glucose souvent impur et
nalfaisant ; le houblon, par diverses substances amè-

res : acide picrique, quassia amara, coque du Levant, buis, noix vomique, qui ne sont pas toutes inoffensives, il s'en faut.

On *mouille* la bière comme on mouille le vin. On additionne la bière d'*alcool,* et, naturellement, d'alcool plus ou moins pur : c'est là une falsification fréquente pour les bières allemandes, qui doivent être transportées au loin et que l'alcool ajouté conserve ; enfin, pour conserver ces mêmes bières, on pratique le *salicylage,* c'est-à-dire qu'on y introduit de l'acide salicylique, substance dangereuse et nocive.

C. CIDRE. — Nous n'insisterons pas sur les falsifications du cidre ; elles sont celles des autres boissons (mouillage, addition d'alcool, etc.) et ne présentent rien de particulier.

D. EAUX-DE-VIE. — Nous avons insisté ailleurs sur les falsifications de ces spiritueux ; nous rappellerons qu'on fabrique de toutes pièces des cognacs, des rhums, etc., au moyen d'*alcools* plus ou moins bien rectifiés, généralement très peu rectifiés, et d'*essences* vendues dans le commerce, portant le nom de bouquets de rhum, de cognac, etc., produits complexes très dangereux.

On fait des *kirschs* entièrement artificiels avec ces mêmes mauvais alcools et l'essence d'amandes amères, produit toxique.

E. LIQUEURS. — Mêmes falsifications que pour les eaux-de-vie ; c'est de l'*alcool impur* additionné de *substances aromatiques* variées suivant le genre de liqueur, et de *matières colorantes.*

II. Lait. — Nous nous arrêterons plus longuement sur le lait ; c'est un aliment de haute importance, qu'il convient d'étudier à fond. Il est entendu d'ailleurs qu'il ne s'agit, dans tout cet article, que du lait de vache, le seul lait animal qui entre usuellement dans l'alimentation de l'homme.

Élargissant la question, nous envisagerons successivement dans cet article :

a) Le rôle général du lait dans l'alimentation, et la composition normale de ce liquide ;

b) Les falsifications principales du lait ;

c) Les maladies auxquelles l'ingestion de certains laits que nous déterminerons peuvent donner lieu.

a) Le lait est un des aliments principaux de l'homme ; dans quelques cas, chez certains malades par exemple, il forme l'unique matière d'alimentation ; chez les enfants, le lait de vache entre toujours pour une grande part dans la nourriture, et chez certains enfants qui ne peuvent être nourris par la mère ou une nourrice, ce lait est le seul moyen d'alimentation.

Le lait renferme 90 parties d'eau pour 100 ; les dix autres parties sont formées par : de la *graisse* en émulsion ; deux *substances albumineuses,* la caséine et l'albumine ; une *matière sucrée,* qui est le sucre de lait ou lactose, et des *sels* en quantité minime (phosphates et chlorures de potasse, de soude, de chaux). La densité normale du lait de vache est de 1.030 environ.

Lorsqu'on abandonne le lait à l'air dans un vase, il ne tarde pas à se couvrir d'une couche épaisse connue sous le nom de crème, et formée par la matière graisseuse, qui, plus légère que les autres éléments du lait, monte à la surface.

Dans le lait ainsi exposé à l'air il se produit, après la montée de la crème et après un certain temps d'exposition, un phénomène connu de tout le monde : c'est la coagulation, produite par la précipitation de la matière albuminoïde ; cette coagulation indique le développement dans le lait d'un acide, l'*acide lactique;* l'acide lactique est la transformation du sucre de lait sous l'influence de l'action de certains organismes microscopiques qui se sont introduits dans le lait au contact de l'air.

Cette coagulation peut être déterminée, pour la fabrication du fromage, en ajoutant au lait de la présure.

Les acides minéraux versés dans le lait la déterminent aussi.

Après la coagulation naturelle du lait, il reste un liquide qui ne comprend plus que le sucre de lait et les sels : c'est le petit-lait.

b) Les falsifications principales du lait consistent à *écrémer* le lait et à le *mouiller,* c'est-à-dire à lui enlever une partie de sa richesse en principes alimentaires, à le rendre moins nourrissant ; le *mouillage* peut aussi, nous le dirons plus bas, introduire dans le lait des matières très dangereuses, les germes de certaines maladies.

Lorsqu'on écrème le lait, on le rend plus *dense.* Or, il est facile de vérifier la densité du lait, comme celle de tous les liquides ; des instruments spéciaux construits à cet effet, et appelés lacto-densimètres, renseignent rapidement sur la densité du lait qu'on soumet à leur épreuve.

Le falsificateur qui a écrémé son lait, qui l'a rendu ainsi *trop dense,* est donc amené, pour lui rendre sa densité réelle, à le *mouiller,* c'est-à-dire à lui ajouter une certaine quantité d'eau.

Un des caractères du lait ainsi *mouillé* est de *tourner,* de se coaguler dès qu'on le porte à une haute température, lorsqu'on le fait cuire, en d'autres termes ; ce lait mouillé se coagule aussi *naturellement* beaucoup plus vite que le lait non sophistiqué. Pour prévenir cette coagulation rapide, le falsificateur additionne son lait, déjà écrémé et mouillé, de bicarbonate de soude, *qui l'empêche de tourner.*

Ces falsifications sont regrettables, car elles enlèvent au lait une grande partie de sa valeur nutritive ; et la chose est surtout fâcheuse quand la falsification porte sur un lait destiné aux enfants, dont il forme la seule alimentation.

L'usage de ce lait écrémé, mouillé, peu nourrissant, détermine souvent une série d'accidents chez les enfants ; nous aurons, dans un chapitre spécial (chapitre IX) l'occasion de revenir sur ce sujet. Mais, de plus, l'une de ces falsifications, le mouillage, peut être extrêmement nuisible, devenir l'occasion du développement d'une maladie grave chez les individus qui absorbent ce lait mouillé.

c) Cette maladie, c'est la *fièvre typhoïde,* et voici comment le lait mouillé peut la transmettre. C'est avec de l'eau toujours *non bouillie,* prise ordinairement sans précaution là où elle est sous la main, que le falsificateur mouille son lait : or l'eau autre que l'eau de source, nous l'avons dit, nous le redirons, contient très souvent le germe de la fièvre typhoïde ; en versant dans le lait cette eau impure, le falsificateur y met en même temps le germe de la maladie, et le consommateur absorbe ce germe avec le lait falsifié.

Le lait peut encore être pour l'homme, ou, pour mieux dire, pour l'enfant, la cause d'une très grave maladie : la *tuberculose* ou *phtisie.*

Dans un article spécial nous dirons ce qu'est la tu-

berculose, comment elle se gagne ; mais nous devons
dire ici qu'il est bien établi que l'enfant peut être rendu
tuberculeux par le lait provenant d'une vache tuberculeuse.

Résumant tout cet article, nous dirons que le lait, aliment de premier ordre, subit deux grandes falsifications qui lui enlèvent de sa richesse nutritive : l'*écrémage* et le *mouillage;* que le lait mouillé peut recevoir,
avec l'eau de mouillage, le germe de la fièvre typhoïde
et le transmettre à l'homme qui consomme ce lait ;
enfin que le lait provenant de vaches tuberculeuses
peut donner cette grave maladie, surtout aux enfants.
Comment se mettre en garde contre tous ces dangers si sérieux ?
Dans nos villes, la provenance du lait est inconnue ;
le lait vendu est un *produit complexe* plus ou moins
écrémé et mouillé, provenant de la traite de plusieurs
vaches, qui peuvent être malades et tuberculeuses.
Un service d'inspection municipale nous garantit plus
ou moins contre l'écrémage et le mouillage ; mais c'est
à nous de nous garder contre les risques de fièvre
typhoïde et de tuberculose. Il y a pour cela un moyen
simple, infaillible : *faire bouillir toujours* le lait acheté.
Cette règle, qui s'impose absolument dans les villes,
met à l'abri de tout danger, car l'ébullition tue les germes dangereux qui pourraient exister dans le lait.
III. Beurre. — La falsification courante qu'on fait
subir au beurre est d'y introduire de l'oléo-margarine,
ou des graisses diverses, produits inférieurs de bas
prix ; mais il n'y a dans cette falsification qu'une tromperie importante sur la qualité, et non danger pour la
santé.

IV. Pâtisseries. — Il nous faut signaler en passant une falsification alimentaire qui a, dans ces derniers temps, pris un certain développement. Au lieu de beurre, corps qui rancit, les pâtissiers emploient, dans la confection des gâteaux, de la *vaseline*, corps qui a les apparences d'un corps gras, mais n'est pas un corps gras, n'est pas un aliment. La vaseline ne rancit pas, et c'est là l'avantage que recherche le pâtissier ; mais elle n'est pas, comme le beurre ou les graisses, un aliment, elle n'a aucune valeur alimentaire, elle est indigeste, et son usage dans la confection de la pâtisserie est blâmable.

V. Café. — Les falsifications du café ne constituent pour la plupart que des tromperies sur la qualité de l'objet vendu. — C'est ainsi que l'on mêle aux grains de café de bonne qualité des grains avariés que l'on colore ; c'est ainsi qu'on mouille le café torréfié, pour lui rendre le poids que la torréfaction lui a fait perdre ; c'est ainsi encore qu'au café en poudre on ajoute de la chicorée et divers autres corps analogues.

En Allemagne, un industriel a eu, ces temps derniers, la pensée de faire des grains de café artificiels avec du plâtre ; les grains sont ensuite colorés ; ces grains sont destinés à l'exportation. La fraude est d'ailleurs d'une grossièreté extraordinaire.

VI. Sucreries. — Le danger des diverses sucreries (bonbons variés, sucres d'orge, etc.) réside dans les colorations qu'on fait subir à ces substances ; ces colorations variées peuvent être, en effet, obtenues par des colorants *dangereux*, qui sont des poisons, des *toxiques*. Ces colorants artificiels, qui sont interdits par les règlements, sont les suivants :

4.

Colorants minéraux......
$\begin{cases} \text{sels de cuivre ;} \\ \text{— de plomb ;} \\ \text{— de baryte ;} \\ \text{— d'arsenic ;} \\ \text{— de mercure.} \end{cases}$

Colorants organiques.....
$\begin{cases} \text{gomme-gutte ;} \\ \text{aconit napel ;} \\ \text{couleurs dérivées de la houille.} \end{cases}$

Nous venons de passer en revue les principales falsifications des aliments usuels ; cette revue pourrait être prolongée, mais nous ne pouvons entrer dans tous les détails, quel que soit leur intérêt.

LEÇON VIII

Aliments contenant des principes morbigènes ou des substances toxiques. Maladies et empoisonnements d'origine alimentaire.

A. MALADIES D'ORIGINE ALIMENTAIRE

I. Les ténias : *tænia solium* et *tænia inerme*.

II. La trichine.

III. Charbon et tuberculose.

B. EMPOISONNEMENTS D'ORIGINE ALIMENTAIRE.

INTOXICATION PAR LES SUBSTANCES ALIMENTAIRES ALTÉRÉES.

I. Empoisonnement par les préparations de charcuterie altérées : botulisme.

II. Empoisonnement par les viandes et autres aliments altérés.

Nos aliments peuvent être pour nous, dans certains cas qui vont être précisés, la source de maladies plus ou moins graves, parfois la cause d'empoisonnements mortels.

Nous diviserons de la façon suivante l'exposé que nous allons faire de cette question des maladies et des empoisonnements d'origine alimentaire :

A. Certains aliments, et spécialement, ou pour mieux dire presque exclusivement la viande, sont dangereux, parce qu'ils renferment en eux des parasites qui passent avec la viande ingérée dans notre corps, s'y développent, et causent ainsi diverses maladies.

B. D'autres substances alimentaires, très variées dans leur nature : viandes diverses, légumes, fromages, etc., nous causent un véritable empoisonnement si elles viennent à s'altérer et à être consommées dans cet état d'altération.

A. Maladies d'origine alimentaire.

On désigne sous le nom de parasite tout être qui vit aux dépens d'un autre être qui lui sert d'hôte.

D'une façon très grossière, mais utile pour notre sujet, nous dirons que la viande peut renfermer deux sortes de parasites :

1° Des parasites *animaux*, qui, lorsque la viande où ils habitent est consommée par nous, changent d'hôte et deviennent les parasites de notre organisme ; parmi ces parasites nous n'aurons à examiner que deux espèces : les ténias et les trichines ; nous ne parlerons donc que des viandes qui peuvent nous donner le ténia et la trichine ;

2° Des parasites infiniment plus petits, parasites végétaux, parasites bien connus aujourd'hui sous le nom de microbes, parasites agents des maladies dites maladies contagieuses. A ces parasites et aux maladies contagieuses nous consacrerons un long article. La viande qui entre dans notre consommation peut renfermer deux espèces de ces microbes : le microbe du charbon et le microbe de la tuberculose.

Nous dirons donc quelques mots des viandes charbonneuses et des viandes tuberculeuses.

Notre leçon va, en conséquence, se trouver divisée de la façons uivante :

I. — Viandes renfermant des ténias; viandes ladres :

a) Porc ladre. *Tænia solium* de l'homme.
b) Bœuf ladre. *Tænia inerme*.

II. — Viandes à trichines. Porc trichiné.

III. — Viandes d'animaux charbonneux et tuberculeux.

I. Les ténias : tænia solium et tænia inerme :

1° *Tænia solium* de l'homme. — Ladrerie du porc ;
2° *Tænia inerme* de l'homme. — Ladrerie du bœuf.

1° Tænia solium de l'homme. — Ladrerie du porc. — L'intestin de l'homme renferme quelquefois un ver parasite, bien connu sous le nom de *tænia solium*. Le *tænia solium* mesure de 4 à 8 mètres de long; il a la forme aplatie, la forme d'un ruban s'effilant finement à une de ses extrémités : cette extrémité est la tête du ver. Le ruban se compose d'une série d'anneaux rectangulaires qui s'ajoutent les uns aux autres, et c'est ainsi que se fait progressivement le développement du ver.

La tête porte quatre ventouses ou suçoirs et une couronne de crochets (vingt-quatre à trente-deux); ces organes servent au ver pour se fixer solidement sur la membrane interne de l'intestin.

Les anneaux, qui portent aussi le nom de *proglottis*, s'emplissent d'œufs, à commencer par les derniers formés; les anneaux ainsi remplis d'œufs se détachent et sont expulsés de l'intestin avec les matières fécales.

*L'origine de ce parasite est dans la viandes des porcs
dits ladres, et c'est en absorbant sans précaution la viande
de ces porcs ladres que l'homme introduit dans ses in-
testins le* tænia solium.

Voici l'explication de ce phénomène.

Un individu atteint de *tænia solium* expulse, avons-
nous dit, avec ses matières fécales, des anneaux ou

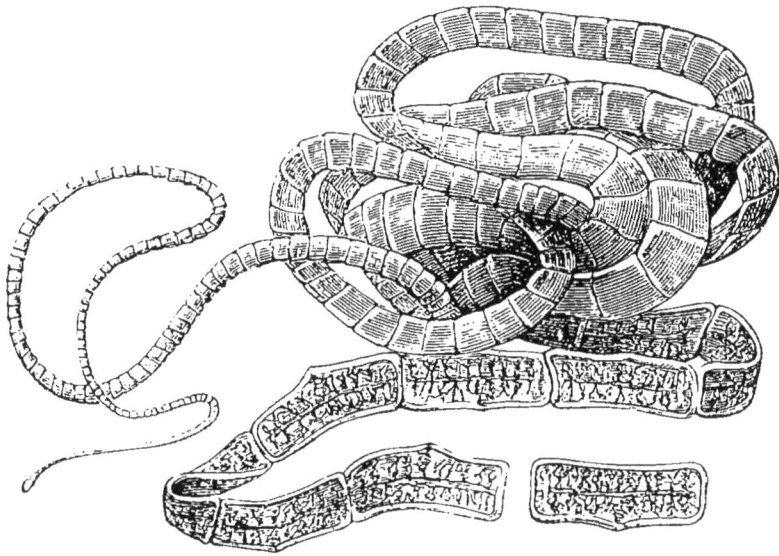

Fig. 4 — *Tænia solium.*

proglottis du parasite, remplis chacun d'une innombrable quantité d'œufs. Ces œufs sont très résistants
aux causes de destruction. « Ils peuvent se conserver
intacts pendant longtemps dans le sol, les fumiers,
les mares, les flaques d'eau, etc. C'est là que le porc
peut prendre les œufs du ténia entraînés par les eaux
pluviales. Ses habitudes et celles des populations ru-
rales au milieu desquelles il vit sont des conditions
éminemment favorables à son infection. Dans les cam-

pagnes, les matières fécales sont habituellement déposées au dehors, sur les fumiers surtout, où les porcs ont l'habitude de vaguer. » (Prof. NEUMAN). Les porcs viennent manger les excréments, et avalent ainsi directement, si ces excréments proviennent d'un homme atteint de ténia, une grande quantité d'œufs du parasite.

Dans l'estomac du porc, la coque des œufs du ténia est dissoute par les sucs digestifs, et l'*embryon* de ténia qu'ils contiennent est mis en liberté. Ces embryons traversent alors les parois de l'estomac ou de l'intestin, et se disséminent, à la faveur du courant circulatoire, dans l'organisme. Ils s'arrêtent de préférence dans les muscles. Là ils subissent une intéressante transformation : ils donnent chacun naissance à une vésicule blanchâtre, transparente, remplie de liquide, de la grosseur d'un grain de maïs à celle d'un pois, qui contient une tête de *ténia invaginée* avec ses ventouses et ses crochets.

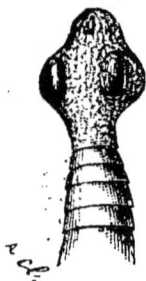

Fig. 5. — Tête de ténia.

Cette vésicule porte le nom de *cysticercus cellulosæ*.

Un porc peut ainsi loger dans ses muscles une quantité innombrable de ces vésicules, appelées vulgairement *grains de ladre*; et le porc ainsi infesté est dit *ladre*. Un des sièges préférés du *cysticercus cellulosæ* ou *grain de ladre* est la langue, et surtout le tissu lâche qui se rencontre sous la langue de chaque côté du frein : il est facile d'apercevoir en cet endroit, sur le porc vivant, les grains de ladre, sous forme de petits grains blanchâtres, transparents, et de les sentir fort bien au toucher. Rechercher sur le porc vivant les grains de ladre sous la langue s'appelle *langueyer* le porc, et c'est là une pratique fort importante ; tout porc chez qui le *langueyage* montre la ladrerie doit être rejeté de la consommation.

Dans la chair du porc ladre, le *cysticercus cellulosæ* reste comme endormi ; pour acquérir son état parfait, pour repasser à l'état de ténia, le parasite doit revenir dans l'intestin de l'homme.

Cette migration se fait d'une façon simple. Si un homme vient à avaler sans précaution de la viande de porc ladre, c'est-à-dire de la viande qui contient des

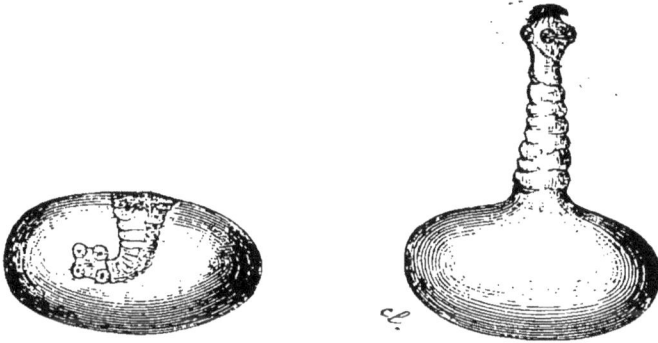

Fig. 6. — *Cysticercus cellulosæ.*

grains de ladre, le *cysticercus cellulosæ* se dissocie sous l'action du suc de l'estomac ; la tête de ténia qu'il contient devient libre, passe dans l'intestin, se fixe à la membrane interne par ses ventouses et ses crochets, et dès lors le développement parfait s'accomplit par la production d'anneaux qui s'ajoutent les uns aux autres, formant le long ruban dont nous avons parlé.

Ainsi donc le *tænia solium* a deux stades bien distincts dans son développement : un de ces stades s'accomplit dans l'intestin de l'homme, et l'autre dans la chair du porc ; c'est en avalant de la chair de porc ladre que l'homme contracte le *tænia solium ;* c'est en avalant les anneaux rejetés avec les matières fécales par l'homme qui porte un *tænia solium*, que le porc devient ladre.

Le fait de porter dans son intestin ce parasite ne constitue pas pour l'homme une maladie dangereuse, mais seulement un sérieux ennui. Dans les préjugés populaires, le ver solitaire joue un grand rôle, et une quantité de maux sont rapportés à la présence de ce parasite dans l'intestin : il n'en est rien en réalité; le *tænia solium* n'est pas pour l'homme un hôte dangereux, mais seulement un hôte incommode.

Comment pouvons-nous nous mettre à l'abri du *tænia solium* ? Connaissant son origine, la réponse est facile : il suffit de ne pas ingérer de viande de porc ladre, ou mieux encore de traiter toute la viande de porc comestible de façon à y détruire absolument les grains de ladre.

Le grain de ladre est visible à l'œil nu, et son aspect est assez remarquable pour qu'on puisse reconnaître la ladrerie du porc, surtout si les grains sont en assez grande quantité. Dans les grandes villes, la viande de porc mise en vente est inspectée, et les inspecteurs de boucherie laissent bien rarement échapper à leur examen un porc ladre.

Dans les campagnes, où le porc est abattu et consommé sur place, la ladrerie passerait plus facilement inaperçue, par suite de l'ignorance des propriétaires du porc ladre et des acheteurs de la viande. Mais heureusement, en admettant que la viande d'un porc ladre entre dans la consommation, n'ayant pas été reconnue à temps pour dangereuse et écartée, nous avons un moyen de détruire entièrement le grain de ladre : ce moyen, c'est la cuisson *parfaite de la viande de porc,* sous

quelque forme qu'elle se consomme, fraîche ou à l'état
de jambon. Le grain de ladre ne résiste pas à une
température de plus de 50 degrés maintenue pendant
quelque temps.

On admet aussi qu'une forte *salaison* et une *fumure*
prolongée tuent le *cysticercus cellulosæ*.

2° TÆNIA INERME. — LADRERIE DES BÊTES BOVINES. —
Le *tænia solium* est, à l'époque actuelle, surtout en
France, où l'on ne consomme guère la viande de porc
que bien rôtie, où cette viande est sur les marchés
l'objet d'une surveillance efficace, plus rare qu'un
autre ténia, le ténia inerme (*tænia saginata* ou *mediocanellata*).

Ce ténia nous vient de la viande des bêtes bovines
(bœufs, veaux, vaches, génisses).

Dans la chair de ces bêtes, il existe à l'état de vésicule (*cysticercus bovis*), plus petite que le grain de ladre
du porc. Cette vésicule contient une tête de ténia
pourvue de quatre ventouses, mais dépourvue de crochets, c'est-à-dire *inerme*.

Si l'homme vient à avaler de la viande de bovidé
contenant ces vésicules, il contractera le ténia inerme,
et cela par un mécanisme tout à fait analogue à celui
qui opère la transformation des grains de ladre introduits dans l'intestin de l'homme en *tænia solium*.

Le *cysticercus bovis* se dissocie dans l'estomac sous
l'influence des sucs digestifs; la tête du ténia devenue
libre passe dans l'intestin et se fixe sur la membrane
interne; le corps du parasite se développe en un long
ruban, une série d'anneaux ou *proglottis,* dont les derniers s'emplissent d'œufs. Ces anneaux sont rejetés
avec les excréments de l'homme qui porte le ténia, et
avalés par les bovidés avec les herbages ou l'eau de

boisson, et infectent ces animaux. Ici, comme nous l'avons dit pour le porc avalant des œufs de *tænia solium*, l'œuf de ténia inerme se dissocie dans l'estomac; l'embryon mis en liberté traverse les membranes de l'estomac et de l'intestin, et va se fixer dans la chair de l'animal, où il se transforme en une vésicule contenant une tête de ténia.

Pas plus que le *tænia solium*, le ténia inerme (*saginata* ou *mediocanellata*) n'est un hôte dangereux pour l'homme; mais il est aussi fort incommode. Comment s'en préserver? Il est très rare que dans nos abattoirs on découvre un bœuf ladre, et cependant, nous l'avons dit, le ténia inerme devient de jour en jour plus fréquent. Il est donc probable que, soit à cause de sa petitesse, soit à cause d'une inspection moins attentive, le parasite échappe souvent aux yeux de l'inspecteur des viandes.

Et puis il existe dans nos pays, et surtout dans les villes, une habitude qui tend à se généraliser : c'est de manger la viande de bœuf peu cuite, saignante, et quelquefois même violette. En outre, on sait que les médecins prescrivent souvent aux malades ou convalescents de la viande crue, et presque toujours la viande choisie est la viande de bœuf, c'est-à-dire une viande où peut se trouver le germe de ténia inerme.

Si on doit se mettre au régime de la viande crue, il sera bon d'avaler, non de la viande de bœuf, mais de la viande de mouton, qui est exempte de tout danger.

Quant à l'habitude de manger la viande de bœuf à peine cuite, violette ou saignante, c'est une habitude condamnable : c'est là qu'il faut voir l'origine de tous les ténias inermes de l'homme.

La température nécessaire pour tuer le *cysticercus*

bovis en toute sûreté n'est pas très élevée. « On sera à l'abri de tout danger si l'on ne consomme que des viandes dont les parties les plus centrales offrent, au lieu d'une teinte rougeâtre, un aspect gris-rosé caractéristique. Celui-ci indique que la température des points qui le présentent a atteint environ 70 degrés (minimum), température bien suffisante pour détruire sûrement les parasites en question. »

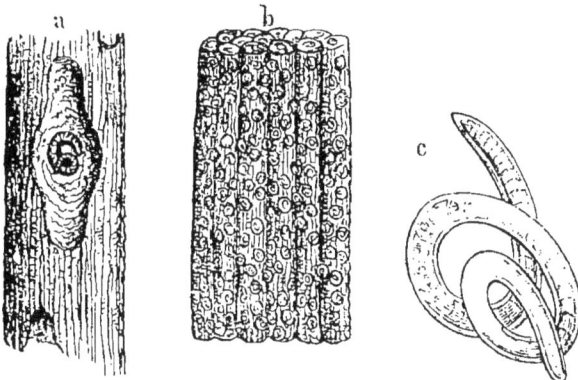

Fig. 7. — *a*, trichine enkystée dans un muscle (grossie).
b, un muscle trichiné.
c, trichine libre.

II. Trichine et trichinose. Viande de porc trichinée.

— On désigne sous le nom de trichine un ver dont l'histoire naturelle peut, en ce qui concerne notre sujet, se résumer brièvement de la façon suivante :

La trichine est un parasite, c'est-à-dire qu'elle vit et se développe dans le corps d'un animal qui lui sert d'hôte.

La trichine a deux états :

1° L'état de larve, c'est-à-dire l'état où elle n'est pas sexuée ;

2° L'état adulte ; la larve, pour passer à l'état adulte, se sexue.

La trichine est de petites dimensions ; elle est invisible à l'œil nu.

A l'état larvaire, la trichine vit dans la chair du porc, du rat, de l'homme : la larve de trichine se présente dans la chair de ses hôtes sous un aspect tout spécial : elle s'enroule en spirale, et s'entoure d'une espèce de membrane à laquelle on donne le nom de *kyste*. Les kystes de trichine sont de petits grains invisibles à l'œil nu, logés dans l'intervalle des fibres musculaires qui composent la chair des animaux; seul l'examen par les instruments grossissants, tels que forte loupe ou microscope, peut révéler l'existence de ces kystes.

Lorsque l'homme vient à avaler de la viande de porc contenant des trichines, voici ce qui se passe : sous l'action des sucs digestifs, la membrane qui enveloppe le ver à l'état de larve se désagrège, la larve de trichine est mise en liberté dans l'intérieur du tube digestif; là elle se sexue, elle passe à l'état *adulte,* et bientôt chaque femelle donne naissance à un nombre prodigieux d'embryons, de larves (de 10,000 à 15,000 par femelle), qui traversent la paroi de l'intestin et vont se fixer dans les muscles de l'économie, où ils s'enroulent et s'enkystent, ainsi que nous l'avons exposé.

Lorsque le nombre de ces kystes de trichine n'est pas considérable, la santé de l'individu qui les porte n'est pas grandement altérée; mais si la viande de porc avalée contenait une grande quantité de trichines, et si par suite les embryons nés de ces trichines dans l'intestin humain, et qui vont se fixer dans les muscles et y former les kystes sont en nombre considérable, l'individu peut être atteint d'une manière très grave et parfois même mortelle. La maladie causée par la présence du parasite est décrite sous le nom de *trichinose.*

Les porcs indigènes français sont très rarement trichinés, et la trichinose est exceptionnelle en France;

mais il n'en est pas de même des porcs de l'Allemagne et surtout de l'Amérique du Nord.

En Allemagne, la trichinose humaine est très fréquente, et donne lieu à des épidémies graves, où les morts ne sont pas rares ; mais il faut dire qu'en Allemagne, et surtout dans l'Allemagne du Nord, les habitants ont la fâcheuse habitude de consommer *crue* la viande de porc hachée.

L'Amérique du Nord nous expédie en grandes quantités des viandes de porc salées. Ces viandes contiennent beaucoup de trichines. L'importation en a été interdite pour cette raison. Cependant la salaison, *si elle est bien faite,* a pour résultat de tuer les trichines.

Il existe deux moyens pour tuer la trichine dans les chairs qu'elle habite. Ces moyens sont la *salaison* et la *cuisson*. La salaison est bonne, mais elle est loin d'offrir, en raison de son imperfection possible, de ses lacunes, les mêmes garanties que la cuisson. La cuisson bien faite, portée à un degré élevé, est le vrai moyen de détruire les kystes de trichine et de se garer de tout danger.

En France, nous avons l'habitude excellente de ne consommer la viande de porc que bien cuite, et c'est sans doute à cette habitude, au moins autant qu'à la rareté de la trichinose chez les porcs indigènes (car ceux-ci ne sont pas les seuls consommés en France), que nous devons de compter si rarement les cas de trichinose humaine dans notre pays.

En règle générale, la viande de porc, toujours un peu suspecte, ne doit être consommée que bien cuite ; ainsi on se mettra toujours à l'abri et du tænia solium *et de la trichine.*

III. Charbon et tuberculose. Viande d'animaux

charbonneux et tuberculeux. — En deux parties de ce livre nous exposerons en détail ce qu'est le *charbon* (ch. IV et IX). Dans un des chapitres subséquents aussi, nous dirons en détail ce qu'est la tuberculose ; cet article sera donc court, et se bornera seulement à quelques mots sur les viandes charbonneuses et tuberculeuses et leurs dangers.

Le *charbon* frappe tout spécialement, parmi les animaux, le mouton, les bovidés et le cheval. Le mouton et les bœufs sont par excellence les animaux de boucherie ; le cheval, qui est d'ailleurs beaucoup plus rarement atteint, n'entre encore que fort peu dans la consommation de boucherie. Toutes les parties des animaux charbonneux renferment le germe du charbon ; la viande en est remplie.

L'homme est apte à contracter le charbon de diverses manières ; mais il est très certain que, surtout à l'étranger, il a été observé des cas de charbon humain chez des individus qui avaient avalé de la viande d'animaux charbonneux ; ces cas ont été toujours mortels.

La viande charbonneuse est rarement mise en vente, et ne peut l'être qu'en éludant la loi qui prescrit l'abatage et l'enfouissement des animaux charbonneux, et interdit la mise en vente de leur viande. Sur les marchés des grandes villes, où la viande est soumise à l'examen des inspecteurs, la viande charbonneuse, aisément reconnaissable, ne saurait échapper à la saisie. Ce qu'il faut bien retenir en tout cas, c'est le danger de ces viandes, et qu'on ne doit jamais de parti pris, volontairement, se laisser aller à consommer soi-même et à donner aux autres la viande éminemment dangereuse d'animaux qui viennent de sucomber à la maladie ou qui ont été abattus. En cherchant à éluder les sages prescriptions de la loi, on s'exposerait et on exposerait les autres à des risques de mort.

La *tuberculose* est une maladie commune à l'homme et à certains animaux, au premier rang desquels sont les bovidés. Nous dirons ailleurs quels ravages exerce la tuberculose dans l'espèce humaine, et comment s'exerce la contagion de cette maladie, c'est-à-dire d'homme à homme le plus souvent. Toutefois on a craint, non sans raison, qu'en de certains cas l'usage de viandes provenant d'animaux de l'espèce bovine tuberculeux n'exerçât une fâcheuse influence sur l'homme et ne pût lui transmettre la maladie. Aussi un décret récent a-t-il prescrit que la viande de bovidés tuberculeux ne pourrait être mise en vente que si l'animal n'était pas atteint d'un degré de tuberculose avancé. Dans le cas de tuberculose peu marquée, les lésions sont peu étendues, et la viande n'est pas altérée.

Le même décret prescrit, en revanche, et avec grande raison, l'interdiction absolue de l'usage du lait de vaches tuberculeuses.

Ce chapitre sur les dangers de la tuberculose provenant de l'alimentation serait incomplet, si nous ne signalions expressément la fréquence de la tuberculose *chez les volailles*. Chez ces animaux, la tuberculose frappe surtout les organes de la cavité abdominale, et en particulier le foie, qui souvent paraît absolument sain à l'œil nu, alors qu'il est peuplé de myriades des microbes qui causent la tuberculose. Les foies de volaille sont un mets très recherché, et souvent ils sont comsommés *à peine cuits*, c'est-à-dire alors que le germe de la tuberculose y est encore vivant. Nous ne saurions donner un meilleur conseil que de recommander expressément de s'abstenir de consommer les foies de volaille, et d'une façon générale tous les viscères de volailles : ce sont autant d'aliments très dangereux.

B. EMPOISONNEMENTS D'ORIGINE ALIMENTAIRE : INTOXICATION PAR LES SUBSTANCES ALIMENTAIRES ALTÉRÉES.

Les substances alimentaires qui ont subi un degré plus ou moins considérable d'altération, de putréfaction, sont des plus dangereuses pour le consommateur, chez qui elles développent des accidents graves, qui peuvent aller jusqu'à la mort.

Un mot d'explication, d'abord, sur le mécanisme de cet empoisonnement.

Dans toute putréfaction de matière organique, il est bien établi aujourd'hui qu'il se forme de bonne heure, dès le début de la putréfaction, des poisons chimiques spéciaux, substances basiques *analogues aux alcaloïdes végétaux* tels que la quinine, l'atropine, etc. Comme la quinine, l'atropine, etc., ces alcaloïdes nés de la putréfaction organique sont toxiques; et de même qu'on peut facilement tuer un animal d'expérience avec une certaine dose d'atropine, de strychnine, etc., on peut tuer avec ces alcaloïdes de putréfaction. Il n'y a pas bien longtemps que nous avons la notion de ces alcaloïdes, et, à vrai dire, ils ne sont pas tous connus, ni connus en détail ; mais nous savons pertinemment qu'ils existent, qu'ils sont toxiques, et que l'ingestion d'une substance putréfiée, à un degré d'ailleurs plus ou moins avancé, équivaut pour l'homme à l'absorption d'une certaine dose de ces substances toxiques. A ces alcaloïdes de putréfaction on a donné le nom de *ptomaïnes*.

I. Empoisonnement par les préparations de charcuterie altérées. — Le cas le plus commun, le mieux

connu, d'intoxication par des substances alimentaires
altérées est l'intoxication par les préparations de charcuterie, les boudins et les saucisses : à cette intoxication bien connue on a donné le nom de *botulisme*.

En France, nous connaissons relativement assez peu
ces accidents : car la charcuterie y est généralement
bien préparée, fraîchement faite, et le goût des viandes
altérées, quelles qu'elles soient, n'est pas commun
chez nous. Il en est tout autrement en Allemagne, et
le botulisme a été, depuis le milieu du siècle dernier
jusqu'à nos jours, dans une certaine partie de ce pays,
en Wurtemberg, un accident des plus fréquents.

En 1855, un auteur disait avoir pu rassembler quatre
cents cas de cette intoxication en Allemagne.

Nombre de raisons, qu'il n'est pas inutile de connaître, expliquent l'altération de ces préparations de
charcuterie et l'empoisonnement qui en résulte.

C'est ainsi que dans le Wurtemberg, où le botulisme
est si fréquemment observé, il est commun, dans la
confection des boudins, de ne soumettre la préparation
qu'à une cuisson légère, alors qu'une bonne cuisson
serait une garantie, détruirait en presque totalité les
germes qui causent la putréfaction. On fait entrer dans
le mélange qui forme le boudin des substances qui se
décomposent, se putréfient vite, telles que lait, graisse,
mie de pain. Pour donner plus d'arome au boudin, on
y incorpore du sang de bœuf déjà en décomposition depuis cinq à sept jours : il résulte de tout cela une préparation qui s'altère avec une grande rapidité, et où les
alcaloïdes de putréfaction se développent facilement.

Dans la confection des saucisses, on emploie un peu
partout de la viande souvent plus ou moins fraîche, et
en général on réserve pour cette sorte de préparation

5.

les viandes qui n'ont pu être vendues fraîches. La saucisse s'altère ainsi rapidement : ajoutons que parfois, et c'est le cas en Allemagne, la saucisse, avant d'être consommée, ne subit ni cuisson ni fumage, qui pourraient détruire les germes de putréfaction existants, et atténuer les poisons toxiques nés de cette putréfaction. La saucisse est mangée crue, ou peu s'en faut. Enfin, souvent encore, un long intervalle s'écoule entre le moment où la saucisse est confectionnée et celui où elle est consommée, intervalle pendant lequel la putréfaction se développe à l'aise. La vieille saucisse est une des causes les plus fréquentes du botulisme. La saucisse altérée exhale souvent un fumet tout spécial, fumet de putréfaction, auquel quelques consommateurs allemands semblent prendre grand plaisir.

Presque aussitôt après le repas où la charcuterie altérée a été consommée, éclate une série d'accidents terribles que nous n'avons pas à décrire, qui entraînent souvent la mort ou mettent le malade dans le plus pitoyable état.

C'est surtout en Allemagne, nous l'avons dit, que le *botulisme* est fréquent; en France il est rare, mais non pas inconnu. Nous dirons tout à l'heure ce qu'il faut faire pour se préserver de ces accidents.

II. Empoisonnement par les viandes et autres aliments altérés. — Les préparations de charcuterie altérées occupent le premier rang dans l'intoxication alimentaire : c'est leur ingestion qui a déterminé le plus d'accidents, et d'accidents graves. D'une façon générale on peut dire que toute viande altérée déjà ou commençant à s'altérer est dangereuse pour le consommateur, qu'elle l'empoisonne plus ou moins gravement, et en tout cas lui cause des troubles sérieux : vomissements, diarrhées intenses, malaise général, etc.

On a cité des cas d'intoxication par la viande altérée de mouton, de bœuf, de vache, de veau, par la volaille. Le poisson peut, dans les mêmes circonstances, donner lieu aux mêmes accidents. Toute substance alimentaire altérée peut être cause d'empoisonnement; c'est ainsi que les vieux fromages décomposés sont dangereux et intoxiquent le consommateur. Il en est de même des vieilles conserves de viandes ou des conserves mal préparées, facilement altérées et gâtées, etc.

La conclusion de tout ceci est que nous devons écarter soigneusement de notre alimentation toute substance alimentaire qui n'est pas d'une rigoureuse fraîcheur : l'œil et l'odorat nous renseignent assez à ce sujet. Vouloir, pour une raison ou une autre, passer outre et faire usage d'un aliment de fraîcheur douteuse est s'exposer à des accidents sérieux.

La surveillance doit être surtout rigoureuse à l'endroit des préparations de charcuterie, qui sont de toutes les substances alimentaires les plus dangereuses quand elles sont altérées. On ne doit consommer ces préparations qu'après s'être assuré par tous les moyens de leur fraîcheur. On doit dans tous les cas les soumettre à une bonne cuisson, qui pourra écarter *en partie* le danger, si, malgré tout, l'altération de l'aliment nous a échappé.

CHAPITRE IV

LES MALADIES CONTAGIEUSES

Qu'est-ce qu'une maladie contagieuse ? — Exemple : une maladie type et de démonstration simple, le charbon. — Expériences de M. Pasteur. — Indication rapide des principales maladies contagieuses de l'homme. — Mesures de précaution. — Ce que c'est que la désinfection

LEÇON IX

I. Qu'est-ce qu'une maladie contagieuse ou transmissible? Démonstration par un exemple typique : le charbon ou sang de rate. Cette maladie est causée par la présence dans l'organisme d'un microbe appelé *bactéridie.* — La contagion du charbon n'est que le passage de la bactéridie de l'animal malade ou de son cadavre à l'animal sain. — Étude des voies et moyens par lesquels s'effectue ce passage.

II. Toutes les maladies contagieuses ou transmissibles sont dans leur essence analogues au charbon. Elles sont produites par la présence dans l'organisme (humain ou animal) d'un microbe spécial pour chacune, et la contagion de la maladie est le passage de ce microbe de l'individu malade à l'individu sain.

III. Voies de la contagion :
Contagion directe et indirecte;
Contagion par les voies digestives et par les voies respiratoires;
Contagion par l'eau, par l'air.

I. Qu'est-ce qu'une maladie contagieuse? — Essayer de donner dès maintenant une définition de la contagion et des maladies contagieuses ou transmissibles serait peut-être s'exposer à n'être pas compris et à laisser quelque obscurité dans l'esprit du lecteur.

Mieux vaut, par un exemple simple et typique, de compréhension facile, montrer la nature intime de la contagion et des maladies contagieuses. Nous reviendrons ensuite avec plus de profit sur les détails et les diverses faces de la question.

La maladie que nous allons choisir comme type de démonstration est le *charbon* ou *sang de rate*.

Le charbon ou sang de rate frappe le mouton, le bœuf, le cheval, mais particulièrement le mouton. Cette maladie fait les plus grands ravages dans les troupeaux et cause chaque année aux agriculteurs des pertes immenses. Le charbon était dès longtemps réputé maladie contagieuse, mais la nature et le mécanisme de sa contagion étaient restés inexpliqués; ce sont les travaux de deux savants français, M. Davaine et M. Pasteur surtout, qui ont élucidé d'une façon claire et nette la question mystérieuse jusqu'à eux.

Les deux points principaux que nous avons à mettre en relief sont les suivants :

1° Le charbon est causé par la présence et la multiplication en quantité innombrable dans le sang d'un animal charbonneux d'un *parasite microscopique,* d'un *microbe* spécial (*bactéridie charbonneuse*[1]).

2° C'est ce parasite microscopique, cette bactéridie charbonneuse, qui est le *facteur,* l'*agent visible* et *saisissable* de la contagion : en passant de l'animal (mouton ou tout autre animal) malade dans le corps de l'animal sain, elle rend ce dernier charbonneux et le fait périr comme le premier.

1° Un mouton vient de succomber au charbon ou

---

1. Nous avons, dans notre chapitre Ier, donné quelques détails sommaires sur les microbes : le lecteur est prié de s'y reporter.

sang de rate. Prenons une goutte de son sang et portons-la sous le champ du microscope. Nous y verrons, au milieu de ces corpuscules qui forment la partie essentielle et vivante du sang, corpuscules qu'on désigne sous le nom de globules sanguins, des quantités innombrables de petites baguettes mesurant quelques millièmes de millimètre de longueur et beaucoup moins larges que longues, transparentes et réfringentes comme du verre, immobiles entre les globules.

De la grande quantité de ces baguettes qui se trouve sous le champ du microscope on peut inférer que dans la masse totale du sang il y a des centaines de millions de ces baguettes ou bactéridies charbonneuses. *Ce sont ces bactéridies qui sont la cause vraie, intime, du charbon*, et ceci on peut le prouver encore mieux et plus directement que par l'examen, pourtant déjà si démonstratif, du sang de l'animal charbonneux.

Il suffit, pour faire cette preuve, de prendre quelques gouttes du sang rempli de bactéridies de ce mouton qui vient de mourir du charbon, et de l'injecter sous la peau d'un mouton sain ; en vingt-quatre heures, ce mouton aura succombé avec tous les symptômes de la maladie charbonneuse, et son sang, examiné au microscope, montrera une quantité innombrable de bactéridies.

Mais voici mieux encore, et cette fois la démonstration sera péremptoire.

M. Pasteur isole la bactéridie des divers éléments du sang auquel elle est associée, et la fait vivre seule dans des milieux nutritifs spéciaux (tels que bouillon de veau, de poule), où elle se plaît et se multiplie abondamment.

Il prend une goutte d'un bouillon où la bactéridie

charbonneuse a poussé ainsi seule, isolée de tout autre élément, et injecte cette goutte contenant quelques centaines de bactéridies sous la peau d'un mouton sain. Dans les vingt-quatre heures, le mouton succombe avec les signes caractéristiques de la maladie charbonneuse, et lorsqu'il meurt, on trouve son sang rempli de millions de bactéridies.

Ainsi donc M. Pasteur a injecté sous la peau du mouton quelques centaines de bactéridies charbonneuses et rien d'autre ; le mouton meurt, et son sang fourmille d'innombrables bactéridies. Conclusion logique : la bactéridie est bien la cause vraie, la cause unique de la maladie charbonneuse, et c'est en se développant, en se multipliant d'une façon aussi prodigieuse dans le sang, qu'elle fait la maladie et tue l'animal.

2° Nous en arrivons à la contagion du charbon, et ce phénomène, si mystérieux autrefois, va s'expliquer tout simplement : nous n'aurons qu'à résumer les belles expériences de M. Pasteur sur ce sujet.

La cause vraie, unique, du charbon, avons-nous dit, c'est la bactéridie. Si le charbon se montre contagieux, c'est-à-dire s'il se répand dans les troupeaux, passant d'un animal à l'autre et tuant les moutons les uns après les autres, il est facile d'imaginer tout d'abord, maintenant que nous sommes éclairés sur la cause vraie du mal, que la contagion n'est autre chose que le passage de la bactéridie charbonneuse des animaux malades aux animaux sains. C'est là en effet la vérité.

Nous montrions plus haut le mouton sain auquel on injectait sous la peau quelques gouttes du sang d'un mouton charbonneux, mourant du charbon ; c'est là un passage de la bactéridie, un bel exemple de *contagion* réalisée artificiellement.

Mais ce n'est pas ainsi que se passent les choses dans la nature : le mécanisme est tout autre, extrêmement curieux d'ailleurs et d'un intérêt saisissant.

On peut, avons-nous dit, isoler la bactéridie des autres éléments du sang, la faire vivre et se développer dans des milieux nutritifs spéciaux, tels que bouillons divers. Suivons le développement et la vie de la bactéridie dans ces milieux.

Elle ne restera pas longtemps à l'état de baguette, comme elle est dans le sang; mais, les baguettes se plaçant bout à bout, elle se présentera sous la forme de longs filaments enroulés, enchevêtrés comme des pelotons de fils embrouillés. Bientôt dans l'intérieur des filaments apparaîtront *de petits corps ronds transparents;* puis les filaments remplis de ces petits corps se désagrégeront, et au bout d'un certain temps ils disparaîtront : seuls les petits corps ronds subsisteront. Ces petits corps sont la *graine*, la *spore* de la bactéridie charbonneuse; ce sont eux, eux seuls, qui jouent le rôle capital dans la contagion du charbon. Ils sont l'aboutissant du cycle vital de la bactéridie, dont ils sont vraiment la graine, dont ils conservent l'espèce.

Prenons une goutte de ce bouillon, qui au bout d'un certain temps ne contient plus que des spores, des graines charbonneuses; portons cette goutte dans un autre bouillon neuf; la graine germera, donnera naissance à des baguettes charbonneuses, celles-ci à des filaments, qui aboutiront à leur tour à la graine ou spore.

Ces graines ont pour caractère majeur de résister d'une façon surprenante aux diverses causes de destruction; tandis que la bactéridie sous forme de baguette, *telle qu'elle est dans le sang* des animaux charbonneux, ou sous forme de filaments, est détruite par la dessiccation, le froid, la chaleur de l'eau bouillante, etc., la graine, la spore charbonneuse résiste à toutes ces causes de destruction et reste intacte, attendant le moment favorable pour germer ; elle peut se conserver des années, échappant aux agents destructifs, comme le grain de blé se conserve intact pendant un temps indéfini, attendant le moment où il sera replacé dans des conditions favorables à sa germination.

A l'exemple de M. Pasteur, prenons un bouillon de culture qui ne contient plus que des spores charbonneuses. Arrosons avec ce bouillon des herbes, des fourrages, et donnons ces herbes, ce fourrage, à manger à un lot de moutons.

Quelques heures après, un grand nombre de ces moutons présenteront les symptômes de la maladie charbonneuse et succomberont presque tous ; l'examen montrera que leur sang fourmille de bactéridies charbonneuses. Introduites avec les aliments dans l'organisme du mouton, les spores charbonneuses ont trouvé le terrain favorable à leur germination ; elles se sont transformées en baguettes, en bactéridies ; celles-ci se sont multipliées en nombre infini et ont tué le mouton.

Dans cette expérience de M. Pasteur est tout le secret de la contagion du charbon. C'est la spore charbonneuse qui est le facteur, l'agent de la contagion ; c'est par elle que, dans la nature, s'effectue le transport de la maladie d'un animal à un autre.

Développons ce point et voyons ce qui se passe tous les jours dans un troupeau où le charbon fait ses victimes.

Le mouton malade perd, à ses derniers moments, du sang par les naseaux, et surtout avec son urine ; ce dernier phénomène est si fréquent, que dans certains pays le charbon ou sang de rate est connu sous le nom de *pissement de sang*. Lorsque l'animal est mort, le cadavre se décompose rapidement ; il se *ballonne,* et du sang sort par l'anus, les naseaux, etc., souillant le sol autour du cadavre. Dans ce sang il existe, cela va sans dire, des *bactéridies* en quantité innombrable. Si la bactéridie restait à l'état de baguette, comme elle est dans le sang, elle se détruirait vite : car, nous l'avons dit, elle est peu résistante ; la lumière du soleil, en particulier, la tuerait bientôt et elle cesserait d'être dangereuse ; mais elle se transforme, au contact de l'air, en cette graine, en cette spore que nous avons étudiée, qui résistera énergiquement aux causes de destruction, et qui gardera sa vitalité, attendant le moment propice pour germer. Qu'un mouton sain vienne alors lécher les endroits souillés par le sang charbonneux, manger l'herbe ou les fourrages sur lesquels le sang charbonneux a été répandu, il avalera les spores charbonneuses ; celles-ci germeront dans son organisme, donneront naissance à des bactéridies, qui, se multipliant en nombre immense, tueront l'animal en quelques heures ; et c'est ainsi que le charbon se répand avec une intensité et une rapidité parfois terrifiantes dans un troupeau ; il suffit d'un seul animal atteint pour donner la maladie à quantité d'autres.

De tout temps les propriétaires de troupeaux de moutons avaient remarqué que les troupeaux, jusque-là bien portants, qui venaient à paître en certains endroits étaient tout aussitôt décimés par le charbon. Il suffisait d'éloigner le troupeau de ces pâturages pour voir cesser la maladie : ces endroits si funestes aux troupeaux avaient reçu le nom de *champs maudits*. Le rôle de ces champs maudits mérite un mot d'explication : ils ne sont autre chose que des endroits où ont été enfouis, souvent de longues années auparavant, des cadavres d'animaux morts du sang de rate.

Mais comment se fait-il que, les cadavres ayant été enfouis à une profondeur souvent assez grande, recouverts de terre, l'herbe qui pousse à la superficie du champ donne le charbon aux moutons qui viennent paître sur ce champ ? Voici l'explication bien simple de ce singulier phénomène, explication que nous devons à M. Pasteur. Les cadavres enfouis se ballonnent, et du sang sort, sous la pression du gaz, par les naseaux, l'anus, etc.; au contact de l'air, qui circule toujours dans la terre, les bactéridies que contient ce sang donnent, nous l'avons dit, des graines, des spores ; ces spores se répandent ainsi dans la profondeur du sol autour du cadavre, et nous savons qu'elles sont d'une résistance telle que rien ne peut les détruire, et qu'il suffira qu'elles soient ramenées à la surface de la terre et déposées sur l'herbe qui croît sur le champ, pour donner la maladie mortelle au mouton qui les avalera avec cette herbe.

Comment de la profondeur du sol ces spores peuvent-elles être ramenées à la superficie ? M. Pasteur l'a fait voir : la terre entassée par-dessus les cadavres est sillonnée par des vers de terre qui, suivant les conditions climatologiques, tantôt vivent dans les profondeurs du sol, tantôt viennent à la surface. Dans la profondeur du sol ils avalent les spores charbonneuses, et, parvenus à la surface, ils les rendent, incorporées aux tortillons, c'est-à-dire aux petits cylindres de terre, à ces très fines particules terreuses que les vers déposent à la surface du sol après les rosées du matin ou les pluies.

Si une pluie abondante survient, les tortillons qui contiennent des spores charbonneuses sont délayés, et leurs éclaboussures pourront souiller les plantes de la surface du sol que le mouton vient manger : ainsi l'animal avalera les spores charbonneuses avec ses aliments, prendra le charbon et succombera.

On s'explique maintenant facilement la mortalité des troupeaux paissant sur les « champs maudits ».

Résumant en peu de mots cette étude du charbon, que nous avons tenu à faire détaillée et explicite, nous dirons : voilà une maladie contagieuse type, dans laquelle *la cause véritable, intime,* est un *parasite* microscopique, un *microbe* connu sous le nom de *bactéridie charbonneuse;* le transport de la maladie de l'animal malade à l'animal sain, c'est-à-dire, en d'autres termes, la *contagion,* n'est nullement un phénomène mystérieux. C'est le parasite même, agent de la maladie, qui est aussi l'agent de ce transport, c'est-à-dire de la contagion; c'est lui qui fait cette contagion en se transportant, sous une certaine forme et par certaines voies, de l'animal ou du cadavre charbonneux à l'animal sain.

II. Causes des maladies contagieuses. — Eh bien, il en est de même dans toutes les maladies contagieuses de l'homme et des animaux, et nous pouvons hardiment dire aujourd'hui : Toutes ces maladies contagieuses ont pour caractère d'être produites par la présence, dans l'organisme malade de l'homme ou des animaux, d'un parasite microscopique, d'un *microbe* spécial pour chacune d'elles, microbe de structure aussi élémentaire que la bactéridie, simple cellule aussi, qui se reproduit par graine ou par division.

En vivant dans l'organisme, en s'y multipliant, ce microbe fait la maladie. Mais ce microbe, qui est

l'agent de la maladie, est aussi l'agent de la contagion,
et *celle-ci n'est, en résumé, tout simplement que le pas-*
sage du microbe, cause du mal, de l'individu malade
(ou de son cadavre) à l'individu sain [1].

Ce passage peut d'ailleurs s'effectuer par des voies
multiples, que nous allons passer en revue ci-dessous.

Chaque maladie contagieuse a son parasite microscopique, son microbe spécial, se distinguant par des
caractères tout particuliers, comme la maladie qu'il
détermine se distingue elle-même de toutes les autres.

A vrai dire, nous ne connaissons pas les microbes de

---

1. Rigoureusement, la définition que nous donnons ici des maladies contagieuses et de la contagion n'est pas exacte. Nous
entendons en effet ci-dessus par maladie contagieuse une maladie causée par un parasite microscopique, un microbe, et par
contagion le transport de ce microbe de l'individu malade à
l'individu sain.

Bien des maladies contagieuses, vraiment contagieuses, ne
rentreraient pas dans ce cadre, et, pour n'en citer que deux
dont nous aurons à nous occuper dans une autre partie, la gale
et les teignes ne sont pas dues à des microbes. La gale est due à
un parasite, un *acarien* presque visible à l'œil nu et d'une organisation élevée ; les teignes, à des parasites d'organisation
rudimentaire, mais d'un degré au-dessus des microbes.

Le trait commun qui relie les maladies contagieuses à microbes et celles qui, comme les teignes et la gale, ne sont pas
dues à des microbes, est le suivant :

Dans une maladie contagieuse, la cause est toujours un *para-*
site, microbe ou non, et la contagion est toujours le passage du
parasite qui fait la maladie, de l'individu malade à l'individu
sain.

On pourrait donc diviser les maladies contagieuses en deux
classes : 1° les maladies contagieuses à microbes (parasitaires
microbiennes) ; 2° les maladies contagieuses non à microbes (parasitaires non microbiennes).

Les premières sont de beaucoup les plus importantes, les
plus fréquentes ; leur étude s'impose avant tout, et c'est ce qui
explique l'erreur volontaire que nous faisons en n'envisageant
ci-dessus qu'elles seules comme maladies contagieuses.

toutes les maladies contagieuses, mais nous connaissons parfaitement ceux de beaucoup d'entre elles, et nous sommes autorisés à conclure nettement, procédant du connu à l'inconnu, que là où nous ne connaissons pas le microbe, il existe certainement.

Nous ne connaissons pas toujours non plus d'une façon absolument certaine le mode de passage des microbes de toutes les maladies contagieuses de l'individu malade à l'individu sain; c'est-à-dire nous ne connaissons pas toujours le mécanisme intime de la contagion, et il en est ainsi en particulier pour les affections contagieuses dont le microbe est encore à trouver. Mais nous possédons cependant, même pour ces maladies-là, un ensemble de connaissances très suffisant et qui nous permet d'établir un traitement préventif dont nous aurons à parler en temps et lieu.

III. Voies de la contagion. — Avant d'entrer dans le détail des affections contagieuses, un mot des voies générales de la contagion.

Autrefois on divisait nettement la contagion en deux modes :

1° Contagion *directe* et *immédiate;*

2° Contagion *indirecte* ou *médiate.*

La contagion était dite *directe* ou *immédiate* quand l'individu qui gagnait la maladie avait approché celui de qui il la tenait ; le lien de filiation entre l'affection du premier et du second malade était facile à établir ;

La contagion était dite *indirecte* ou *médiate* quand l'individu contagionné n'avait pas approché directement le malade. Le lien des deux affections entre elles, quoique certain, était plus difficile à établir.

Aujourd'hui la contagion est étudiée sous une autre face, plus scientifique. Nous avons montré plus haut le

mouton rendu charbonneux parce qu'il avait absorbé
une nourriture arrosée de spores charbonneuses. C'est
par les voies digestives de l'animal que le microbe
agent du charbon a pénétré dans l'organisme de l'animal sain; c'est pas les voies digestives que la *contagion*
s'est faite.

On peut imaginer, et c'est d'ailleurs la réalité, que
les microbes pénètrent encore dans notre organisme
par les voies respiratoires, et que la maladie contagieuse pénètre avec eux par ces voies.

Dans d'autres cas encore, c'est par une solution de
continuité accidentelle de notre surface cutanée ou de
nos muqueuses que le microbe, que le germe de la
maladie contagieuse entre chez nous. Tel est le charbon entrant dans l'organisme du mouton auquel on fait
une injection sous la peau, et pénétrant de force sous
cette peau par une solution de continuité.

On peut donc établir que les trois voies par lesquelles
le germe de la maladie contagieuse s'introduit dans
notre organisme sont :

1° Les voies digestives ;

2° Les voies respiratoires ;

3° Une solution de continuité de la surface cutanée
ou muqueuse; c'est ce qu'on appelle l'*inoculation accidentelle*.

Enfin, si le microbe agent de la contagion pénètre
dans notre organisme par les voies respiratoires, c'est
qu'il était contenu dans l'air ; s'il pénètre par les voies
digestives, c'est qu'il était mêlé à nos aliments et surtout à notre eau de boisson ; de cette façon nous nous
expliquons parfaitement pourquoi on dit que dans tel
cas la *contagion s'est faite par l'air*, dans tel autre cas
par l'eau, etc.

Ces données générales, qu'il est inutile de développer, nous paraissent suffisantes, et nous abordons
maintenant une rapide revue des maladies contagieuses
principales, revue dans laquelle nous insisterons sur
les voies et moyens de la contagion pour chacune
d'elles.

LEÇON X

Énumération des principales maladies contagieuses humaines
Voies de la contagion pour chacune d'elles.

I. Choléra asiatique.
II. Fièvre typhoïde.
III. Fièvres éruptives : variole, rougeole, scarlatine.
IV. Tuberculose, phtisie pulmonaire.
V. Diphthérie.
VI. Coqueluche.

Nous allons, dans cette leçon, passer rapidement en revue
les principales maladies contagieuses humaines. Après avoir
défini la maladie en quelques mots, de façon à en graver les
traits marquants dans l'esprit du lecteur, nous insisterons
surtout sur le point capital pour nous en l'espèce, à savoir
les voies de la contagion pour chaque maladie.

I. Choléra asiatique. — Le choléra asiatique, dont
il nous paraît inutile de donner ici une définition, n'est
pas une maladie de nos pays ; il ne sévit en Europe
que passagèrement, par grandes épidémies qui, après
une courte existence et des ravages terribles, s'étei-
gnent pour une longue période.

Le choléra n'existe à l'état permanent que dans les
pays orientaux, et spécialement l'Inde anglaise. C'est
d'Orient qu'il nous est apporté en Europe par les bâti-
ments qui touchent dans les ports infectés, y embar-
quent des passagers déjà malades du choléra ou qui

ne tardent pas à le devenir une fois à bord ; la maladie se répand alors sur le navire, et lorsque celui-ci touche au port européen, il y sème le choléra, qui se disperse dans toutes les contrées voisines.

Il existe un système de protection contre les navires provenant de pays ou règne le choléra, navires qui peuvent à bon droit être tenus pour suspects et dangereux pour la santé du pays où ils abordent. Ce système, c'est le système des *quarantaines,* dont nous ne saurions parler ici.

Beaucoup plus intéressante et d'un intérêt plus immédiat est la manière de se protéger du choléra lorsqu'il sévit épidémiquement dans nos pays.

Le choléra asiatique est extrêmement contagieux, et c'est de la connaissance du mécanisme de la contagion cholérique que découle la manière de se préserver des atteintes de la maladie.

Le choléra asiatique a pour cause un parasite microscopique, un *microbe* découvert par un savant allemand, M. Koch. Ce microbe ne vit et ne se multiplie que dans l'intestin du malade ; c'est assez dire qu'un individu ne devient malade, ne devient cholérique, que lorsque le microbe du choléra asiatique a pénétré dans son tube digestif.

La contagion du choléra s'effectue donc par le tube digestif. *Comment le microbe cholérique peut-il pénétrer dans notre tube digestif?* Ceci connu, il nous sera facile de nous mettre à l'abri de la maladie en temps d'épidémie cholérique.

Un des symptômes qui ne manquent pour ainsi dire jamais chez les malades atteints du choléra, c'est la diarrhée ; or la diarrhée n'est que l'expulsion au dehors des matières contenues dans l'intestin ; et puisque le microbe qui cause le choléra habite l'intestin, on conçoit que la diarrhée du cholérique renferme une grande quantité, une quantité innombrable de microbes dangereux. Il va nous être très facile de montrer comment les microbes contenus dans les matières diarrhéiques de l'individu malade vont passer dans le tube digestif et l'intestin de l'individu sain.

La diarrhée du cholérique se répand sur ses draps, sur les linges qui sont en contact avec lui, etc. Or ces draps, ces linges, etc., sont touchés par bien des individus : tels ceux qui soignent le malade, la blanchisseuse qui lave ces objets, etc. Ces personnes touchent le plus souvent sans aucune précaution ces dangereux objets, souillent leurs doigts au contact des matières diahrréiques qui les imprègnent, c'est-à-dire, en d'autres termes, chargent leurs doigts des microbes du choléra ; trop souvent les doigts non lavés ou mal lavés sont portés à la bouche ; trop souvent encore avec les doigts souillés on manie des substances alimentaires ; dans un cas comme dans l'autre, on introduit dans sa bouche le microbe du choléra, et voilà comment ce microbe, sorti du corps de l'individu malade, peut passer dans l'organisme de l'individu sain ; voilà comment il est si fréquent, dans les épidémies du choléra, que les personnes qui lavent le linge des malades, les blanchisseuses, soient plus atteintes que les autres.

Mais il est un moyen de propagation du choléra beaucoup plus terrible encore, parce qu'il peut semer, on va le comprendre, la maladie dans toute une population.

Souvent les matières diarrhéiques rejetées par un malade sont projetées *directement* dans un cours d'eau, si celui-ci est voisin de l'habitation, ou gagnent ce cours d'eau *indirectement;* plus souvent encore le linge souillé par la diarrhée cholérique est lavé dans un cours d'eau : ces deux pratiques équivalent en somme à déverser une quantité innombrable de microbes cholériques dans ledit cours d'eau. Or les microbes du choléra vivent fort bien dans l'eau ; ce séjour leur est des plus favorables. Si l'eau ainsi peuplée de microbes cholériques vient à être bue par un groupe de personnes, par les habitants d'un village, d'une commune, voire même d'une ville entière, il est bien simple de concevoir que chaque verre de cette eau introduira dans le tube digestif des individus qui la boiront une grande quantité de microbes du choléra.

Tous seront en danger de choléra, et si tous ne meurent pas, beaucoup du moins seront frappés plus ou moins gravement.

On exprime ces faits en disant que l'eau de boisson, l'eau potable, est un des véhicules préférés du choléra, que l'on gagne surtout le choléra par l'eau.

Dans un village il arrive fréquemment que l'eau potable soit fournie par un ou plusieurs puits : ces puits ne sont pas toujours bien tenus ; trop souvent ils sont entourés de fumiers où l'on jette les matières fécales, ou bien ils sont à courte distance d'une sorte de trou non maçonné qui sert de fosse à fumier ou à purin, de fosses d'aisances, etc. Vienne une pluie, les matières du fumier, de la fosse, sont délayées, entraînées dans la terre, et bientôt mélangées à l'eau du puits. Si sur le fumier ou dans la fosse ont été jetées des matières renfermant les microbes du choléra (et c'est ce qui arrive quand on projette en ces endroits les selles des cholériques), ces microbes, entraînés par les eaux de pluie avec les autres matières du fumier ou de la fosse d'aisances, passeront dans l'eau du puits, et toute l'agglomération qui s'alimente d'eau potable au puits ainsi envahi par le microbe du choléra prendra la maladie. C'est là un fait d'une extrême fréquence dans l'histoire des épidémies cholériques.

Un individu arrive au village portant déjà le germe du choléra, qu'il a gagné hors de ses foyers ; il s'alite bientôt avec tous les symptômes de l'affection ; ses matières diarrhéiques, contenant des myriades de microbes du choléra, sont projetées sans précaution sur le fumier, dans le trou baptisé du nom de fosse d'aisances. Le puits est tout voisin de cette fosse : à ce puits s'approvisionnent les habitants de la maison, ceux des maisons voisines. Entraînés avec les matières liquides du fumier, avec le purin, avec les matières liquides de la fosse, les microbes du choléra descendent lentement dans la terre, gagnant le niveau de la nappe d'eau ; une pluie abondante précipitera leur marche : de toute façon ils arrivent à cette nappe qui alimente le puits. Voilà l'eau de celui-ci chargée des germes du choléra, et bientôt la maladie éclatera dans tout le groupe qui en fait usage.

Ainsi donc le choléra est une maladie contagieuse que l'individu sain gagne au contact du cholérique, en touchant aux linges que ses évacuations ont souillés ; mais on peut prendre aussi le choléra sans avoir approché un seul malade, et on le prend soit en lavant le linge des malades, soit, beaucoup plus souvent, en buvant de l'eau qui a été souillée, envahie par les microbes du choléra.

II. La fièvre typhoïde. — La fièvre typhoïde n'est pas comme le choléra asiatique ; c'est une maladie qui est à l'état permanent dans notre pays, qui y fait un nombre de victimes considérable, et dont il serait cependant bien facile de se préserver si on le voulait. La fièvre typhoïde est contagieuse, et le mécanisme de sa contagion, c'est-à-dire de la transmission de l'individu malade à l'individu sain, a les plus étroites analogies avec le mécanisme de la contagion du choléra.

Ce qui est dangereux chez le malade atteint de la fièvre typhoïde, ce sont, comme chez les cholériques, les matières fécales, les selles, les garde-robes, en d'autres termes.

Le microbe qui cause la fièvre typhoïde habite de préférence et surtout l'intestin du malade, et il en sort pendant toute la durée de la maladie avec les évacuations du typhoïdique.

L'individu sain prend la fièvre typhoïde en introduisant dans son tube digestif le microbe qui cause cette maladie. Comme pour le choléra, la contagion de la fièvre typhoïde se fait par le *tube digestif*.

On gagne la fièvre typhoïde en soignant sans précaution un malade, en souillant ses doigts au contact des matières fécales qui imprègnent les linges, les draps, etc., et en portant ensuite les doigts ainsi souillés et non lavés ou mal lavés à sa bouche ou sur des matières alimentaires ; on prend la fièvre typhoïde en lavant le linge sali par des malades atteints de fièvre typhoïde.

Ici comme dans la propagation du choléra, l'eau potable joue un rôle prépondérant : car cette eau, si elle a été chargée des microbes de la fièvre typhoïde par la projection directe des matières fécales des malades et par le lavage des linges, ou encore si elle a été souillée par des infiltrations provenant de fumiers, de fosses d'aisances qui ont reçu des selles de typhiques, cette

6.

eau, disons-nous, introduit directement dans le tube digestif des individus qui en font usage un grand nombre de ces dangereux parasites et donne ainsi naissance à la maladie.

On peut sans exagération déclarer que, sur cent cas de fièvre typhoïde, quatre-vingt-dix sont dus à l'ingestion d'une eau potable qui contenait des microbes de la fièvre typhoïde. C'est l'eau potable souillée par les microbes de la fièvre typhoïde qui donne lieu aux grandes épidémies, où l'on voit tout un village, une commune, une ville même, frappés et décimés par la maladie.

C'est à un médecin anglais, le docteur Budd, qu'est due la découverte du rôle de l'eau potable dans la contagion de la fièvre typhoïde, et en France la question a fait dans ces derniers temps l'objet de nombreux travaux. C'est à M. le docteur Brouardel que revient incontestablement l'honneur d'avoir mis en lumière chez nous cette contagion de la fièvre typhoïde par l'eau potable. Deux exemples frappants feront nettement saisir comment les choses se passent; nous les emprunterons l'un à M. Brouardel, l'autre à un travail personnel.

1° *Épidémie de fièvre typhoïde à Pierrefonds.* — En août et septembre 1886, vingt-quatre personnes viennent habiter, à Pierrefonds, trois maisons contiguës situées dans la rue du Bourg. Vingt de ces personnes tombent malades de la fièvre typhoïde; quatre succombent. Voici ce que l'enquête faite par M. Brouardel a révélé :

« Pierrefonds est bâti dans une vallée et reçoit son eau d'une source qui coule au pied d'une colline sur laquelle est construit le château. Une rue de la ville, la rue du Bourg, et plus particulièrement trois maisons, les maisons C..., B... et R..., avaient été visitées **cinq** fois depuis quinze ans par la fièvre typhoïde. Ce sont ces maisons qui en 1886 ont payé un si large tribut à la fièvre typhoïde. Pour se rendre compte de ces épidémies à répétition, il suffit de voir les conditions géologiques du sol de Pierrefonds. L'eau venant de la colline traverse une couche de sable, coule à travers les interstices du sol, et arrive au-dessous des maisons de la rue du Bourg, où les habitants la puisent. Or, dans son trajet cette eau se trouve en contact avec des fosses d'aisances qui, comme presque partout, ne sont nullement étanches, et laissent filtrer des matières organiques. Pour augmenter encore le danger, les habitants de Pierrefonds envoient, au moment des pluies, l'eau des toits dans les fosses. Les matières organiques sont alors diluées et entraînées dans la nappe d'eau qui sert à l'alimentation de la rue du Bourg. » (P. BROUARDEL, *Conférence à l'Association scientifique de France,* 12 février 1887.)

L'examen de l'eau qu'on buvait à Pierrefonds dans les maisons qui avaient payé un si lourd tribut à la fièvre typhoïde fut confié par M. Brouardel à deux médecins distingués, MM. Chantemesse et Widal, qui, par des méthodes spéciales, y démontrèrent la présence du microbe universellement reconnu aujourd'hui pour être la cause intime, la cause vraie de la fièvre typhoïde. La démonstration était complète. Avec chaque verre d'eau qu'ils buvaient, les habitants des trois maisons frappées ingéraient un grand nombre des microbes qui causent la fièvre typhoïde ; ils gagnèrent la maladie. Ces microbes étaient venus dans cette eau avec les infiltrations des fosses d'aisances, où ils avaient été eux-mêmes antérieurement projetés avec les selles de malades atteints de fièvre typhoïde.

Voici maintenant un second fait; il est aussi des plus probants.

2° Épidémie de fièvre typhoïde au lycée de Quimper. — En février-mars 1888, une épidémie de fièvre typhoïde éclatait dans ce beau lycée, nouvellement construit, et atteignait vingt-neuf élèves, quelques maîtres répétiteurs, le fils de l'économe, le fils de la concierge et un domestique.

Les élèves sont là, comme dans tous les lycées, divisés en pensionnaires, demi-pensionnaires et externes. Or il se trouvait que pas un seul externe n'avait été atteint. Les vingt-neuf élèves malades étaient vingt-cinq pensionnaires et quatre demi-pensionnaires.

Ainsi donc, seuls les externes avaient été absolument épargnés; toutes les autres catégories de la population du lycée sans exception (pensionnaires, demi-pensionnaires, maîtres, domestiques) avaient compté des malades. L'explication de ce fait était bien simple. L'eau du lycée n'était pas celle de la ville. Les externes, qui ne buvaient pas au lycée, étaient restés indemnes; les cas de fièvre typhoïde n'avaient frappé que ceux-là seuls qui faisaient usage de l'eau du lycée. Bien mieux encore, il n'y avait pas de fièvre typhoïde en ville; il n'y en eut qu'un seul cas, et ce fut chez une femme qui habitait en face du lycée, et qui, liée avec la concierge de l'établissement, venait s'approvisionner d'eau au robinet de sa loge. C'était donc bien l'eau du lycée et l'eau seule qu'il fallait, par le raisonnement et l'enquête la plus logique, rendre responsable de l'épidémie.

L'eau potable dont on fait usage au lycée est fournie par un puits situé dans l'établissement; ce puits n'était qu'à quelques mètres d'un conduit, plus ou moins étanche, qui recevait l'eau du trop-plein d'un groupe de tinettes de l'établissement. De ce conduit, l'eau souillée avait filtré et était facilement parvenue jusqu'au puits, qu'elle avait contaminé et chargé de microbes, parmi lesquels se trouvait celui de la fièvre typhoïde.

III. Fièvres éruptives : variole, rougeole, scarlatine. — VARIOLE. PETITE VÉROLE. — La variole est une fièvre éruptive caractérisée par l'apparition successive sur toutes les parties du corps (après deux à quatre jours d'*incubation* marqués par de la fièvre, un violent mal de reins, un grand mal de tête et des vomissements) de boutons qui, d'abord pleins, ne tardent pas à s'emplir d'un liquide qui louchit, se concrète, se dessèche et forme croûte. En général, c'est surtout à la figure que l'éruption est le plus marquée. Les croûtes tombent, laissant à leur place une cicatrice indélébile qui, sur la face, marque le malade pour toute sa vie.

La variole est une affection grave qui tue souvent et défigure plus ou moins ceux qui échappent à la mort.

Chacun connaît l'aspect de ces cicatrices couturées qui défigurent d'une façon si frappante et si connue du vulgaire les individus qui ont eu de nombreux boutons de variole sur la face. Nous possédons, par bonheur, dans la pratique des vaccinations et revaccinations, un moyen presque infaillible de nous garantir de cette terrible affection, moyen qui, s'il était convenablement appliqué, ferait à tout jamais disparaître la variole de nos statistiques mortuaires, comme cela a lieu dans des pays voisins. Nous reviendrons sur ce sujet dans un article tout spécial, en raison de son importance.

Nous ne connaissons pas le microbe de la variole; mais nous savons très bien que la variole est contagieuse, très contagieuse, qu'elle se transmet très facilement d'un varioleux à un individu sain (non préservé par le vaccin). Cette maladie a de plus été si bien étudiée que nous connaissons pratiquement, d'une façon suffisante, le mécanisme de la contagion de la variole, quoique nous ignorions sa nature intime. Un fait essentiel aussi, sur lequel il n'y a pas de contestation, c'est qu'on n'a presque jamais deux fois la variole : une première atteinte met à l'abri d'une seconde.

Un premier mode de contagion de la variole est qu'on gagne la maladie en approchant un varioleux : *c'est la contagion directe.* Un varioleux est dangereux pendant toute la durée de son affection, tant *qu'il est en éruption.* Il est dangereux encore, et tout autant, quand son affection est terminée, quand il est en convalescence, mais porte encore des *croûtes* de variole : il est dangereux tout le temps qu'il porte ces *croûtes.* Le varioleux peut donc transmettre sa maladie pendant une période de temps des plus longues : car du début de la maladie, de l'apparition des premiers boutons à la disparition, à la chute de toutes les croûtes, on peut compter six semaines environ.

Il semble bien établi que ce sont les croûtes provenant de la dessiccation des boutons de variole qui constituent tout le danger. Ces croûtes contiennent le germe de la variole, et en tombant le sèment tout autour du malade, dans l'air de sa chambre, sur ses linges, ses draps, etc., et ainsi se transmet le mal aux personnes qui viennent au contact du malade. C'est là le mode de *contagion directe* de la variole.

Il est tout aussi facile de comprendre d'une façon générale comment on peut gagner la variole d'un varioleux sans l'avoir approché, sans avoir été en contact direct avec lui, c'est-à-dire, en d'autres termes, comment on peut gagner la variole par *contagion indirecte.*

Les croûtes des boutons du varioleux se sont répandues, disséminées sur ses draps, ses linges, ses vêtements, et ont fixé le germe de la maladie sur ces objets. Si une personne, une blanchisseuse par exemple, reçoit ce linge, ces draps, etc., les manie, on comprend qu'elle est en contact direct avec le germe du mal, qu'elle s'y expose tout autant que si elle avait approché le varioleux. On conçoit aussi comment un individu qui a approché un varioleux, qui lui-même n'aura pas subi la variole à la suite de ce contact, soit qu'il ait été vacciné, soit qu'il ait eu la variole antérieurement, pourra transporter au dehors le germe de la variole sur ses habits, sur ses mains, etc., porter ce germe chez d'autres personnes et déterminer ainsi chez elles la maladie. L'individu aura servi d'intermédiaire entre le varioleux et ces personnes, qui gagnent ainsi la variole sans avoir approché le malade, par une *contagion indirecte* qui s'explique facilement.

Nous devons admettre aussi que l'air peut disséminer le germe de la variole autour de l'habitation d'un varioleux, et donner la maladie aux voisins; mais il est certain que cette puissance de dissémination est faible et ne s'étend pas au delà d'un court rayon autour de l'habitation du malade.

Rougeole. — Chacun connaît plus ou moins cette maladie, car il est dans nos pays peu de personnes qui lui échappent, et c'est pendant l'enfance, dans l'immense majorité des cas, que nous lui payons tous tribut.

Il est de règle, non pas absolue, mais générale, qu'on n'a pas deux fois la rougeole; une première atteinte met à l'abri d'une seconde.

Nous ne connaissons pas le microbe de la rougeole, c'est-à-dire le micro-organisme qui, suivant toute vraisemblance (et par analogie avec les autres maladies contagieuses), est la cause vraie de la rougeole ; nous ne savons donc pas bien exactement le *mécanisme* de la contagion de la rougeole ; nous ne sommes pas en mesure d'expliquer aussi précisément que pour la fièvre typhoïde et le choléra, par exemple, comment la rougeole se transmet du rougeoleux à l'individu sain ; mais ce que nous savons fort bien, c'est que la rougeole est très contagieuse, et cela de deux façons, par *contagion directe* et par *contagion indirecte*.

Un point important tout d'abord est de fixer à quelle époque le rougeoleux est dangereux pour les autres, à quelle époque il peut communiquer sa maladie.

Il y a dans la rougeole deux périodes bien distinctes : dans la *première,* qui dure quatre à cinq jours, l'enfant n'a pas encore l'éruption, les *boutons* de la rougeole ; mais il est malade, ses yeux pleurent fortement, il éternue, il tousse, il a de la fièvre ; dans la *seconde période,* l'enfant a l'éruption caractérisée par de petites taches rouges sur la peau.

On serait tenté de dire que le malade n'est contagieux que lorsque l'éruption de boutons rougeoleux a paru sur sa peau : il n'en est rien ; dans la première période, celle où l'enfant larmoie, tousse, éternue, il est tout aussi dangereux, et même plus, pour ceux qui l'approchent que dans la seconde, où il est couvert de boutons ; il peut tout aussi bien donner la rougeole aux autres dans la première que dans la seconde période.

C'est là un point fort important. La rougeole est souvent si peu grave, l'enfant est si peu malade de cette affection, qu'il ne s'alite que lorsque l'éruption fait reconnaître la maladie ; pendant la première période, il sort, va et vient, et c'est ainsi qu'il sème l'affection autour de lui.

Ainsi donc, le rougeoleux est dangereux du début de sa maladie à la fin de l'éruption ; au delà, pendant la convalescence, tout danger provenant du malade a disparu.

On est très fondé à admettre que le germe de la rougeole est contenu dans le larmoiement, les crachats et le mucus nasal, qui se produisent abondamment à la première période de la maladie. On est aussi fondé à dire que les fines écailles qui terminent la maladie, qui sont le produit final auquel aboutissent les boutons rougeoleux de la seconde période, contiennent le germe de la maladie. Ces fines écailles se disséminent partout autour de l'enfant malade, dans l'air de la chambre qu'il habite, sur ses draps, ses linges, ses effets ; il en est de même des crachats, du mucus nasal desséché et réduit en fine poussière.

Comme on le voit, le rougeoleux sème partout autour de lui le germe de sa maladie ; et si quelque enfant vient à l'approcher, il entrera en contact avec les germes, il gagnera la rougeole, s'il n'est pas préservé par une atteinte antérieure : c'est là la *contagion directe*.

Quant à la *contagion indirecte*, elle est facile à saisir et analogue à ce qui a lieu dans la variole. Le germe de la rougeole est transporté au dehors de l'endroit où séjourne le malade, avec les draps, les linges, les effets qui lui appartiennent, et se sont, pendant la maladie, imprégnés des germes rougeoleux. Si quelque enfant entre en contact avec ces objets, il gagnera la maladie tout comme s'il avait approché le malade même. Ainsi encore, c'est un fait bien connu que des

personnes qui approchent un rougeoleux, qui n'éprou-
veront de ce contact aucun dommage pour elles-mêmes,
pourront, en rentrant chez elles, donner la maladie à
leurs enfants; ces personnes auront donc servi de *véhicule* au germe de la rougeole.

Il est probable que l'air peut disséminer le germe de
la rougeole dans le voisinage du rougeoleux, et donner la maladie aux voisins; mais il est à admettre que
cette dissémination ne peut s'exercer que dans un
court rayon.

Ainsi donc, appliquant à la rougeole deux termes
que nous avons bien suffisamment expliqués, nous dirons que la contagion de la rougeole est *directe* et
indirecte; qu'on gagne la rougeole au contact du malade, mais qu'on la gagne aussi sans l'avoir approché
et par un mécanisme facile à concevoir après ce que
nous avons dit.

Scarlatine. — La scarlatine est, comme la rougeole,
une maladie de l'enfance ; après douze à vingt-quatre
heures de fièvre, d'un violent mal de gorge, la scarlatine se caractérise par une éruption qui couvre toute
la surface de la peau d'une rougeur pourpre intense.
L'éruption terminée, l'épiderme du malade tombe sous
forme d'écailles, qui, aux mains et aux pieds, forment
de grands lambeaux. Cette *desquamation* se prolonge
plusieurs semaines après l'éruption, pendant la convalescence du malade.

Une première atteinte de scarlatine préserve, dans
l'immense majorité des cas, d'une atteinte ultérieure.

Bien que nous ne connaissions pas le microbe qui
vraisemblablement cause la scarlatine, nous savons que
cette maladie est très contagieuse, et nous savons aussi
qu'elle peut, comme la rougeole et la variole, être ga-

gnée soit au contact de scarlatineux, par contagion directe, soit en dehors de tout contact avec lui, par contagion indirecte.

Le scarlatineux est très longtemps dangereux : il l'est pendant sa maladie, qui évolue rapidement; il l'est pendant sa longue convalescence, tout le temps qu'il garde encore sur le corps, et principalement aux mains et aux pieds, ces grands lambeaux de *desquamation* qui se montrent après l'éruption. Ainsi le scarlatineux est dangereux pendant une période d'environ six semaines.

C'est dans ces écailles épidermiques que semble résider le germe de la scarlatine, et c'est par ces écailles répandues sur les linges, les draps, les effets, et disséminées dans l'air de la chambre du malade, que se fait la *contagion directe* et aussi le transport du germe scarlatineux à des personnes qui entrent en contact soit avec les effets du scarlatineux (blanchisseuses, etc.), soit avec des individus qui, ayant séjourné auprès du malade, véhiculent le germe de la maladie au dehors. La contagion *indirecte* de la scarlatine se fait donc comme celle de la variole et de la rougeole.

IV. Tuberculose. Phtisie pulmonaire. — La tuberculose est une maladie généralisée à la plupart des êtres vivants. Elle est une des causes les plus ordinaires de la mortalité chez l'homme ; elle atteint la plupart des espèces animales, et parmi celles-ci c'est surtout l'espèce bovine qui lui paye tribut. Les volailles aussi sont très fréquemment tuberculeuses. Nous avons déjà parlé de la tuberculose de l'espèce bovine et des dangers qu'elle peut faire courir à l'homme, lorsque nous avons traité de l'usage des *viandes dangereuses*. En parlant du lait, nous avons aussi déjà indiqué le danger du lait provenant de vaches tuberculeuses.

Pour l'instant, nous ne considérerons que la tuberculose dans l'espèce humaine, et la transmission de la maladie de l'homme tuberculeux à l'homme sain qui l'approche. C'est surtout l'appareil respiratoire que la tuberculose frappe chez l'homme, et un mot vulgaire bien répandu désigne sous le nom de *poitrinaires* les personnes dont le poumon est attaqué par les tubercules. L'expression scientifique employée pour désigner la tuberculose pulmonaire est « phtisie pulmonaire ». *Phtisie* veut dire *consomption,* et c'est en effet là le trait distinctif de la maladie.

L'individu atteint par la phtisie pulmonaire pâlit, perd ses forces, maigrit d'une façon progressive, et qui peut aller jusqu'aux dernières limites de l'émaciation, de la consomption.

En même temps, il tousse et crache abondamment, et d'autant plus que l'affection fait plus de progrès. Le terme habituel de la maladie est la mort, qui survient avec plus ou moins de rapidité.

La tuberculose pulmonaire est contagieuse, très contagieuse; c'est là un fait indiscutable, quoique la connaissance en soit très récente. En approchant un tuberculeux, en vivant près de lui, dans son intimité, on a grande chance de contracter soi-même cette redoutable affection. Rien n'est plus fréquent que le fait de la tuberculose transmise par l'un des époux à son conjoint : car c'est dans cette vie commune de tous les jours, de tous les instants, que les chances de contagion sont les plus grandes.

Un mot du mécanisme de cette contagion. La tuberculose est produite par un parasite microscopique, un microbe spécial, bien connu, bien étudié aujourd'hui, et dont la découverte est due à un célèbre savant allemand, le docteur Koch, celui-là même qui nous a fait connaître aussi le microbe du choléra.

Lorsque le microbe de la tuberculose attaque le poumon humain, il en ulcère et détruit le tissu, et les fragments ainsi détruits sont expulsés au dehors pendant la toux, avec les crachats. *Les crachats renferment aussi, en outre, — et c'est là un fait capital, — une grande quantité des microbes de la tuberculose.*

Les crachats sont jetés à terre, sur des linges, sur les draps, etc. ; ils se dessèchent bientôt, forment des poussières, et ces poussières remplissent l'air et y dispersent les innombrables microbes de la tuberculose que contenaient les crachats. En respirant l'air auprès d'un individu atteint de phtisie pulmonaire, nous faisons donc pénétrer dans nos poumons, à notre tour, les microbes de la tuberculose qui sont répandus en abondance dans cet air, et nous nous exposons nous-mêmes à la phtisie pulmonaire.

Tel est le mode simple et ordinaire de la contagion de la phtisie pulmonaire. Assurément bien des gens qui contractent cette redoutable affection ne vivent pas dans l'intimité d'un tuberculeux ; mais il ne faut pas oublier que cette catégorie de malades est extrêmement nombreuse, qu'ils vont, viennent, vaquent à leurs affaires, même à une période avancée du mal, et que dans tous les endroits publics, au théâtre, dans les voitures, etc., etc., nous nous trouvons en contact avec des tuberculeux, qui sèment partout autour d'eux le microbe cause de leur affection, en sorte qu'à peu près partout nous sommes en contact avec ce dangereux parasite. Fort heureusement, il ne suffit pas d'être exposé à la contagion pour prendre la maladie ; sans cela personne n'échapperait à la tuberculose pulmo-

naire : il faut en outre un ensemble de circonstances
spéciales, dites prédisposition, sur lesquelles nous n'a-
vons pas à insister; mais il n'en est pas moins vrai
que le danger de la contagion est très grand, et ce qui
le prouve, c'est que la tuberculose pulmonaire est la
maladie qui fournit partout, en France et ailleurs, le
plus fort contingent de mortalité.

V. La diphthérie. — La diphthérie est une affection
qui attaque surtout l'enfance, bien que les adultes ne
soient pas, il s'en faut, à l'abri de ses atteintes. Elle se
traduit par deux manifestations l'une et l'autre tristement connues de tout le monde, en raison de leur gra-
vité et des ravages qu'elles font parmi les populations
infantiles.

L'une de ces manifestations est l'angine diphthérique,
désignée vulgairement sous le nom d'*angine couenneuse;* l'autre est le *croup.* Le croup siège dans le
larynx, c'est-à-dire en cette partie de l'arbre aérien
qui se rétrécit pour loger les organes de la phonation.
La diphthérie se traduit par la formation de couennes,
de *membranes* de couleur blanchâtre, qui tapissent la
gorge dans l'angine couenneuse, et le larynx dans le
croup. On conçoit que chez l'enfant, dont le larynx
est si étroit, ce dépôt de membranes rétrécisse encore le passage laissé à l'air, que celui-ci n'arrive plus
à se frayer la voie vers le poumon, et que, si les membranes ne viennent pas à disparaître ou à être rejetées
au dehors dans un effort de toux, l'enfant meurt asphyxié.

Nous connaissons depuis fort peu de temps le microbe qui est la cause vraie, intime, de la diphthérie,
et nous savons que ce microbe siège dans la couenne,
dans la membrane diphthérique.

De la contagion de la diphthérie nous ne pouvons dire qu'un mot, car nous ne sommes pas encore aussi avancés que nous le désirerions sur la connaissance du mécanisme de cette contagion.

Nous savons seulement fort bien que la diphthérie est très contagieuse, quelle que soit la forme sous laquelle elle atteigne le malade, angine couenneuse ou croup (qui d'ailleurs se réunissent souvent tous deux chez le même enfant). Nous savons aussi, et c'est un point des plus importants, qu'il faut aussi bien se méfier, à ce point de vue, de l'angine couenneuse qui a des apparences de bénignité, qui ne met pas en danger les jours du malade, qui ne l'empêche pas de sortir, d'aller à l'école, de jouer avec ses camarades, si c'est un enfant, que de celle qui se présente avec l'aspect le plus redoutable.

Nous savons que le séjour auprès d'un malade atteint de diphthérie est dangereux; que rarement, quand la diphthérie entre dans une famille, elle y atteint un seul enfant, qu'ordinairement le premier pris donne la maladie à ses frères et sœurs, et aussi aux personnes qui lui donnent des soins.

Nous savons aussi qu'on peut gagner la diphthérie sans avoir approché le malade, mais en manipulant des objets qui lui ont appartenu, qui ont été salis par ses crachats, les produits de sa toux, etc.; mais ici nous ne pouvons donner qu'une courte indication, et dire sans insister (car la question est à l'étude) que la *contagion indirecte* existe pour la diphthérie comme la contagion directe.

Nous savons enfin que le germe de la diphthérie est des plus résistants, qu'il paraît se fixer sur les murs, le sol, le plafond, le mobilier de la pièce qui a été habitée par un diphthérique, et que là ce germe reste inerte souvent pendant des années, attendant une occasion favorable pour faire de nouvelles victimes. Ainsi, pour prendre un exemple trop fréquent, des cas de diphthérie ont éclaté dans une école : l'école est licenciée et fermée pendant un temps souvent fort long. Les enfants rentrent, et parfois à peine sont-ils rentrés que la diphthérie éclate à nouveau. Le germe laissé par les premiers malades était resté fixé dans la pièce ; il y avait sommeillé, et il s'est révélé en faisant de nouvelles victimes, dès que celles-ci sont revenues se présenter à lui.

VI. Coqueluche. — Un mot seulement de cette affection éminemment contagieuse que chacun connaît, car, à part la rougeole, il en est peu d'aussi répandues dans la population infantile.

La coqueluche récidive très rarement, c'est-à-dire qu'on n'a pas deux fois la coqueluche dans sa vie.

Elle est éminemment contagieuse, et un enfant sain qui a été en contact avec un coquelucheux échappe rarement à l'affection. C'est tout ce que nous pouvons dire de cette maladie, encore mystérieuse dans sa nature.

LEÇON XI

**Désinfection. — Désinfectants. — Pratique générale
de la désinfection.**

I. Qu'est-ce que la désinfection?

II. Désinfectants : désinfectants chimiques et désinfectants
physiques.

Désinfectants usuels : acide sulfureux; solutions de bichlorure de mercure à 1 pour 1,000, de sulfate de cuivre et d'acide
phénique à 5 et 2 1/2 pour 100; lait de chaux; le feu; l'eau
bouillante; la vapeur humide sous pression. — Valeur de ces
divers désinfectants.

III. Applications pratiques de la désinfection. Comment il faut
désinfecter les objets usuels : vêtements, linges de corps,
draps, objets de literie, mobiliers, parquets ou sol de la pièce,
murs, etc.

Désinfection des déjections des malades renfermant les
microbes agents de la contagion.

I. Qu'est-ce que la désinfection? — Les notions
élémentaires générales que nous avons données au
commencement de ce chapitre sur la contagion, la
revue rapide que nous avons faite des maladies contagieuses, conduisent à cette conclusion logique : les
maladies dites contagieuses sont causées par des parasites spéciaux, des microbes; ce sont ces microbes qui,
passant par une voie ou une autre, voie directe ou *indirecte,* de l'individu malade à l'individu sain, sont les
agents de la contagion; ces microbes pénètrent dans
l'organisme de l'individu sain soit avec l'air qu'il respire, soit avec les aliments et l'eau qu'il ingère, etc. :
ils entrent dans l'organisme soit par les voies respiratoires, soit par les voies digestives, etc. Il est donc
bien certain que si les microbes agents de la contagion pouvaient être détruits quand ils sortent de
l'organisme du malade (par quelque voie que se fasse

7.

cette issue), on préviendrait sans retour tous les dangers de contagion qui menacent les individus sains. La manière de détruire les microbes s'appelle la *désinfection*. Les *désinfectants* sont des agents qui ont pour propriété essentielle de détruire les microbes, d'anéantir leur virulence, et de faire disparaître tout le danger inhérent pour l'homme à ces malfaisants parasites.

II. Désinfectants. — Les désinfectants peuvent être classés en *désinfectants chimiques* et *désinfectants physiques*.

DÉSINFECTANTS CHIMIQUES. — Ces désinfectants sont ou gazeux ou liquides (solutions désinfectantes).

Les désinfectants chimiques, gazeux et liquides, sont des plus nombreux. Il s'en faut que tous aient une égale valeur ; nous ne retiendrons que ceux qui ont fait leurs preuves : ainsi, parmi les désinfectants gazeux, nous citerons seulement l'acide sulfureux; parmi les solutions désinfectantes, nous citerons les solutions de bichlorure de mercure, de sulfate de cuivre, les solutions d'acide phénique et le lait de chaux.

DÉSINFECTANTS PHYSIQUES. — Cette catégorie d'agents désinfectants ne comprend que la chaleur sous ses diverses formes : feu, chaleur sèche, chaleur humide.

Ainsi donc : acide sulfureux ; — solutions de bichlorure de mercure, de sulfate de cuivre et d'acide phénique; — lait de chaux; — chaleur sous ses diverses formes : tels sont les désinfectants principaux dont nous disposons actuellement.

Nous allons indiquer rapidement le rôle de ces divers désinfectants, en esquisser la pratique générale et en marquer la valeur relative.

A. *Acide sulfureux.* — On obtient le dégagement

de cet acide en brûlant de la fleur de soufre. On réunit dans une pièce tous les objets à désinfecter ; on bouche soigneusement les ouvertures de cette pièce en collant du papier sur les fissures par où pourrait s'échapper le gaz ; on arrose d'eau le plancher ; on dispose au milieu de la pièce une cuvette de sable, dans laquelle on dépose une quantité de fleur de soufre qui ne doit pas être moindre de 30 grammes par mètre cube d'espace à désinfecter : ainsi dans une pièce de 20 mètres cubes il faut brûler 600 grammes de fleur de soufre ; on verse sur la fleur de soufre un peu d'alcool ; on enflamme, et on se retire en fermant soigneusement la pièce. Au bout de quatre heures on rouvre : la désinfection est terminée.

La pratique de la désinfection par l'acide sulfureux est des plus commodes ; elle s'applique à tous les objets : vêtements, objets de literie, cuirs, etc. ; elle n'est pas coûteuse ; mais on a contesté son efficacité. En tout cas, elle est un moyen toujours disponible, qui, à défaut des autres, et bien appliqué, pourra, croyons-nous, donner de bons résultats.

B. *Solutions désinfectantes.* — Ainsi que nous l'avons dit, les seules substances sur lesquelles on soit actuellement en droit de compter, sont le bichlorure de mercure ou sublimé corrosif, le sulfate de cuivre, l'acide phénique et le lait de chaux.

Les solutions seront au titre suivant :

Solution de bichlorure de mercure à 1 pour 1,000 ;

Solution de sulfate de cuivre à 5 pour 100, et 2 1/2 pour 100. La solution à 5 pour 100 est dite *solution forte ;* la solution à 2 1/2 pour 100 est dite *solution faible ;*

Solution d'acide phénique à 5 pour 100 (*solution forte*) et 2 1/2 pour 100 (*solution faible*).

La valeur de ces diverses solutions désinfectantes est loin d'être égale.

La meilleure est la solution de sublimé corrosif; la moins bonne, la solution d'acide phénique, et la solution à 2 1/2 pour 100 de ce dernier est naturellement encore inférieure à la solution à 5 pour 100.

La solution à 1 pour 1,000 de sublimé corrosif est théoriquement un désinfectant parfait; mise au contact de tous les microbes connus, elle les détruit, elle les anéantit. Par malheur, dans la pratique des désinfections, les microbes qu'il s'agit de détruire sont associés à un grand nombre de substances qui les englobent, tels que crachats, excrétions intestinales, etc. ; au contact de ces substances, qui contiennent de l'albumine, le sublimé forme des albuminates de mercure insolubles et perd sa vertu désinfectante. Néanmoins c'est un précieux désinfectant, et qui pour certains cas spéciaux, tels que lavage des mains, lavage des murs, des parquets, conserve toute sa supériorité.

Le sulfate de cuivre est précieux aussi ; il est peu cher et il est efficace ; il désinfectera fort bien les selles des malades, les crachats, les mains ; il faut éviter de s'en servir pour le linge, qu'il peut détériorer.

A son défaut, on utilisera l'acide phénique pour les mêmes usages : selles des malades, mains, etc.

Le lait de chaux réunit de nombreux avantages ; c'est un agent connu de tous, peu cher, qu'on prépare partout facilement ; en outre, il est d'une haute efficacité. Il semble avoir été un peu oublié dans ces derniers temps ; il ne mérite pas ce discrédit, et peut reprendre une place au premier rang par sa valeur désinfectante et son extrême commodité.

C. *Chaleur*.—La désinfection idéale est la désinfection

par le feu ; détruire à la flamme tous les objets souillés, tous les objets qui peuvent recéler le microbe dont on poursuit la destruction, est un procédé d'une efficacité radicale. L'étymologie du mot *purification* témoigne nettement de cela : purifier, c'est passer par le feu (πῦρ).

Le procédé de la désinfection par le feu peut être mis parfois en usage pour les objets sans valeur, mais dans la plupart des cas il est impraticable.

Exposer les objets à désinfecter à la chaleur sèche, c'est-à-dire à l'air surchauffé, n'est pas un bon procédé : car, chose curieuse, alors que la vapeur humide sans pression à 100 degrés, alors que l'eau bouillante détruit facilement la plupart des microbes, la chaleur sèche doit être poussée très haut, au delà de 140 degrés, et prolongée un temps notable pour arriver à donner de bons résultats : c'est en somme un procédé qui ne peut entrer dans la pratique. Laissons-le donc de côté.

La chaleur humide, nous venons de le dire, est autrement efficace. Plonger les objets à désinfecter dans l'eau bouillante, les y laisser quelque temps, l'eau restant toujours à 100 degrés, est déjà un très bon moyen pratique de désinfecter les objets dont la nature se prête à l'immersion dans cette eau. Exposer les objets à désinfecter à la vapeur humide à 100 degrés, dans une étuve par exemple, serait aussi un bon moyen ; mais le *meilleur de tous*, le *moyen idéal, parfait,* qui donne toute sécurité, qui anéantit tout microbe, c'est l'exposition des objets à la vapeur humide sous pression à 115 degrés durant un quart d'heure. Tandis que quelques microbes résistent encore à l'eau bouillante ou à la vapeur humide à 100 degrés, aucun ne résiste à la vapeur humide sous pression, à 115 degrés, maintenue pendant quinze minutes.

On a construit tout récemment de grandes étuves à vapeur humide sous pression, où la désinfection se fait méthodiquement, où la température peut être au besoin poussée bien au delà de 115 degrés, jusqu'à 130 et 140, la pression atteignant par conséquent deux et trois atmosphères. Ces étuves de grandes dimensions, stables à poste fixe ou locomobiles, peuvent recevoir à la fois une grande quantité d'objets dont la désinfection se fait en un seul temps.

Tous les objets en général sont susceptibles de la désinfection par l'étuve à vapeur humide sous pression, à l'exception des objets de cuir.

III. Applications pratiques de la désinfection. — Entrons maintenant dans le détail et énumérons les diverses façons de désinfecter les objets usuels. Nous connaissons les désinfectants, nous allons exposer la conduite à tenir suivant les cas et suivant les moyens dont on dispose.

Envisageons d'abord quelle est la catégorie d'objets dont la désinfection s'impose dans les cas ordinaires.

On a compris, dans le court article que nous avons consacré aux diverses maladies, que les objets qui peuvent recevoir les microbes, agents de la contagion, sont très divers; ce sont les linges de corps, les objets de literie, vêtements, tapis, parquets, murs, etc. Ainsi, par exemple, *le malade atteint de fièvre typhoïde* salit de sa diarrhée, où foisonne le microbe agent de la contagion, ses draps, ses vêtements; le *cholérique* en fait autant; de plus, il vomit sur les tapis, les parquets et le sol, et ses vomissements contiennent le microbe cholérique; le *tuberculeux* projette à terre ses crachats remplis des microbes de la tuberculose : ces crachats se dessèchent, forment une poussière chargée de microbes, qui va se fixer sur les parois de la chambre ; les croûtes desséchées du *varioleux,* qui contiennent le germe varioleux, imprègnent les murs, les meubles, etc.

Tous les objets ainsi souillés, qui ont servi de réceptacle aux microbes, devront être désinfectés.

Mais ce n'est pas tout encore : un point capital sera d'anéantir le microbe dans les diverses déjections du malade, déjections par le moyen desquelles il est déversé au dehors, et devient ainsi agent de la contagion. Ces déjections (selles de typhoïdiques, de cholériques, crachats de tuberculeux) contiennent des myriades de microbes redoutables ; il faudra leur faire subir la désinfection, de façon à y anéantir les germes qu'elles contiennent.

Nous allons donc ranger les matières à désinfecter dans les quatre classes suivantes :

1° Vêtements ;

2° Linges de corps, draps et objets de literie ;

3° Mobilier, parquet ou sol de la pièce, murs ;

4° Enfin toute la série des déjections dangereuses rendues par le malade.

1° VÊTEMENTS. — De préférence faire désinfecter à l'étuve à vapeur humide sous pression : seuls les chaussures et objets en cuir ne supportent pas cette désinfection. — A défaut de l'étuve, plonger les vêtements dans l'eau bouillante et les y maintenir quelques minutes. — A défaut encore de ces deux moyens, soumettre aux fumigations sulfureuses ; pour les objets en cuir, ces fumigations sont à peu près le seul moyen à employer. Les vêtements doivent être désinfectés sans tarder, dès que le malade les quitte pour s'aliter.

2° LINGES DE CORPS, DRAPS, OBJETS DE LITERIE (*mate-*

las, paillasses, lits de plume). — La désinfection à l'étuve doit être préférée pour tous ces objets. A défaut, plonger les linges, les draps, les toiles à matelas dans l'eau bouillante, et maintenir un temps suffisant (dix à quinze minutes). Brûler les paillasses de peu de valeur. Pour les matelas, lits de plume, à défaut d'étuve, désinfecter à l'acide sulfureux.

Les linges de corps doivent être désinfectés au fur et à mesure qu'ils sont salis et hors d'usage ; ils ne doivent jamais être livrés au blanchisseur qu'après désinfection préalable.

Les matelas, lits de plume, paillasses, sont désinfectés à la fin de la maladie.

3° Le MOBILIER de la pièce où séjourne le malade sera rigoureusement lavé à grande eau, et ensuite avec la solution de sublimé. Il en sera de même du parquet ou du sol de cette chambre ; il en sera de même encore des murs ; une bonne pratique à la campagne est de passer au lait de chaux les murs de la chambre du malade à la fin de la maladie.

4° Les SELLES des malades seront désinfectées aussitôt après l'évacuation avec la solution forte de sulfate de cuivre, ou le lait de chaux. A cet effet, on verse dans le fond du vase qui doit les recevoir une certaine quantité desdites solutions.

Il ne faut à aucun prix jeter les selles des malades, et surtout celles des cholériques et des typhoïdiques, sur les fumiers ni sur le sol sans précaution ; mais il faut les enterrer et les recouvrir de terre.

Les crachats des phtisiques seront reçus dans un crachoir, qu'on pourra ensuite projeter dans l'eau bouillante.

Mais ce n'est pas tout encore : celui qui soigne les

malades doit prendre des précautions s'il ne veut se contagionner lui-même, ou devenir un agent de transport des germes contagieux. Une des précautions les plus importantes est la *propreté des mains*, qui devront toujours être *désinfectées* par un passage dans la solution de sublimé ou dans la solution faible de sulfate de cuivre, ou enfin la solution faible d'acide phénique. et lavées ensuite soigneusement.

LEÇON XII

Prophylaxie des maladies contagieuses.

I. Ce que c'est que la prophylaxie d'une maladie contagieuse.
II. Prophylaxie de la fièvre typhoïde.
III. Prophylaxie du choléra asiatique.
IV. Prophylaxie de la variole.
V. Prophylaxie de la rougeole.
VI. Prophylaxie de la scarlatine.
VII. Prophylaxie de la tuberculose.
VIII. Prophylaxie de la diphthérie.
IX. Prophylaxie de la coqueluche.

I. Ce que c'est que la prophylaxie d'une maladie contagieuse. — Nous connaissons maintenant les diverses maladies contagieuses. leurs agents ; nous savons les principales voies de la contagion pour chacune ; nous savons où saisir l'agent contagieux, et nous savons enfin quels moyens sont à notre disposition pour détruire ces agents contagieux.

Possédant toutes ces données pratiques : voies de la contagion d'une maladie, destruction de son agent contagieux, nous sommes en mesure de faire face à la maladie, de l'éviter, de nous préserver nous et les autres ; nous sommes en mesure de faire la *prophylaxie* de chacune des maladies contagieuses (ainsi s'appelle la manière de se préserver et de préserver les autres des maladies contagieuses).

Envisageons chacune des maladies que nous avons passées en revue, et indiquons pour chacune les mesures prophylactiques. Ces mesures prophylactiques, nous les esquisserons à grands traits dans leur ensemble, dans leurs parties essentielles, pour mieux dire. Entrer dans tous les détails est, en effet, pour le moins inutile ; il y a, pour écarter de nous chacune des maladies contagieuses, quelques préceptes capitaux dont il faut bien être pénétré. Ce sont ces préceptes que nous allons exposer ici.

Intervertissant l'ordre adopté jusqu'ici, nous commencerons par la fièvre typhoïde, en raison de sa fréquence et de l'intérêt qu'il y a à savoir la combattre.

II. Prophylaxie de la fièvre typhoïde. — L'agent de contagion de la fièvre typhoïde est contenu dans les garde-robes. *Il faut désinfecter les garde-robes* des typhoïdiques par les moyens indiqués.

Les garde-robes souillent les vêtements, les draps, les linges de corps qui touchent le malade : elles sèment sur ces objets l'agent contagieux ; *il faut l'y détruire en les désinfectant.*

Le microbe de la fièvre typhoïde entre dans notre organisme par la voie digestive et suivant deux voies principales :

a) Avec nos aliments. — Ces aliments ont été touchés par les mains des personnes qui soignent le malade. Ces mains, souillées au contact de la diarrhée, des linges souillés, n'étaient pas lavées ; elles ont déposé le germe de la fièvre typhoïde sur les aliments, qui seront consommés ensuite et porteront ainsi le germe dans le tube digestif; ou bien encore (autre mode un peu différent), les doigts souillés sont portés à la bouche involontairement.

Dans le premier cas (souillure des aliments), la personne dont les mains ont porté le germe sur les aliments peut se donner la fièvre typhoïde à elle-même, ou la donner aux autres, à ceux qui consommeront avec elle les aliments souillés. Dans le second (doigts souillés portés à la bouche), c'est le garde-malade qui se contagionne lui-même.

Pour éviter ces modes de contagion, un moyen est infaillible : lavage des mains avec les solutions désinfectantes, quand on vient de toucher le malade et les objets souillés par lui. Ce lavage est de rigueur avant de se mettre à table, avant de toucher aux aliments pour leur préparation.

b) Avec l'eau potable. — L'eau potable est le véhicule ordinaire du germe de la fièvre typhoïde. C'est elle, nous l'avons dit, qui dissémine rapidement une épidémie; c'est à elle qu'il faut rapporter les épidémies qui frappent en masse. *En temps d'épidémie typhoïde, faire bouillir l'eau potable, quelle qu'en soit la provenance, ou la filtrer sur un filtre efficace.* En tout temps, faire bouillir toutes les eaux qui ne sont pas de source, qui ne sont pas à l'abri de tout soupçon.

III. Prophylaxie du choléra asiatique. — Les voies de la contagion du choléra asiatique sont absolument semblables à celles de la fièvre typhoïde; les mesures prophylactiques sont donc mot pour mot dans le choléra ce qu'elles sont dans la fièvre typhoïde :

Désinfection des garde-robes, et aussi des vomissements, qui contiennent le germe du choléra;

Désinfection des vêtements, linges, etc., souillés par les déjections du malade et ses vomissements ;

Lavage rigoureux des mains pour les personnes qui approchent et soignent le malade ;

Ébullition de toute eau potable en temps d'épidémie cholérique.

IV. Prophylaxie de la variole. — Il n'y a qu'un moyen, mais il est sûr et presque infaillible, de se mettre à l'abri de la variole ; ce moyen, c'est la *vaccination* dans les premiers temps de la vie, et les *revaccinations* à des époques convenables dans le cours de la vie. Nous développerons ailleurs ce point capital, mais il doit être acquis dès maintenant.

Ce que nous savons de la variole, c'est que le malade est contagieux tant qu'il a des boutons et des croûtes, et que les croûtes se répandent autour de lui, sur tout ce qui le touche, sur tous les objets, sur le sol, les murs et le mobilier de la chambre. Nous savons aussi qu'on peut, après avoir approché le varioleux, transporter le germe au dehors à d'autres personnes sans être atteint soi-même.

On désinfectera donc les vêtements du malade. On désinfectera au fur et à mesure tous les objets qui l'entourent, qui se souillent à son contact. On désinfectera souvent le sol de la chambre qu'il habite, les murs et le mobilier de cette chambre. La maladie terminée, désinfection des matelas et autres objets de literie, lavage et désinfection complète des murs et du mobilier de la chambre, passage des murs au lait de chaux, si la nature de ces murs comporte ce nettoyage.

Nous ne saurions traiter ici la question de l'*isolement* du malade, c'est-à-dire de sa séparation absolue d'avec tous les siens. Mais nous devons indiquer deux points capitaux :

1º Dès que la variole se déclare dans une famille, faire vacciner ou revacciner immédiatement tous les membres de la famille ;

2º Ne laisser approcher du malade que ceux qui sont nécessaires pour lui donner les soins, et écarter tous les autres : parents, amis ou visiteurs. Le malade devra occuper tout seul une chambre de l'habitation, quand faire se pourra.

V. Prophylaxie de la rougeole. — Elle comporte bien peu de mesures, car nous ne savons guère encore comment nous défendre de la maladie. Si bénigne que soit la rougeole, elle n'est pas cependant sans danger; les personnes qui ont des enfants devront avec grand soin leur défendre l'approche des rougeoleux, et devront elles-mêmes éviter absolument toute visite à des rougeoleux. D'une façon générale, le mode de contagion de la rougeole ayant les plus grandes analogies avec celui de la variole, on peut dire que les mêmes mesures prophylactiques sont à conseiller.

VI. Prophylaxie de la scarlatine. — Nous n'avons rien autre à dire de la scarlatine que ce que nous venons de dire de la rougeole, et pour les mêmes raisons.

En traitant des maladies à l'école, nous reviendrons sur un point spécial : la protection des écoliers contre leurs camarades rougeoleux ou scarlatineux.

VII. Prophylaxie de la tuberculose. — La tuberculose est la maladie de beaucoup la plus répandue. Le nombre de décès par tuberculose est énorme.

Il serait temps de se préoccuper de la prophylaxie

de cette terrible maladie, et d'éviter une contagion contre laquelle on n'a guère jusqu'à présent cherché à se défendre.

L'agent de contagion tuberculeux est renfermé dans les crachats, que le malade sème partout autour de lui sans précautions. Il faut lui imposer de cracher dans un linge ou dans un crachoir; il faut tâcher de ne laisser s'égarer aucun crachat sur le parquet, les meubles, etc. Le crachoir contenant les crachats sera plongé dans l'eau bouillante; les linges qui auront reçu les crachats seront désinfectés sans tarder.

Telle est la mesure prophylactique capitale, qui, si elle était bien observée, sauverait de la tuberculose beaucoup de gens que leur vie sans précaution auprès des tuberculeux expose sans défense à la contagion de cette redoutable maladie.

VIII. Prophylaxie de la diphthérie. — Si peu avancés que nous soyons encore sur le mode de contagion de la diphthérie, nous savons que cette redoutable maladie, qu'elle soit l'angine ou le croup, est certainement contagieuse.

Écartons tous les enfants du lit d'un diphthérique, et s'il a des frères et sœurs, éloignons-les sans tarder dès que le mal est déclaré.

Les linges souillés par les crachats, le produit de la toux du malade, deviennent des réceptacles du germe de la diphthérie. Désinfectons ces linges rigoureusement et immédiatement.

Sachons enfin que le germe de la diphthérie se répand, dans la chambre habitée par un diphthérique, sur tous les objets, et qu'il y vit, tenace, résistant, prêt à faire d'autres victimes quand celles-ci se présenteront. La maladie terminée, avant d'admettre dans le logis d'autres enfants, il faut désinfecter soigneusement tout ce que contient la chambre du malade, parquet, mobilier, murs, lit et literie.

IX. Prophylaxie de la coqueluche. — Nous n'en dirons qu'un mot, et c'est tout ce qu'on sait. Il n'existe qu'un moyen de se garder de la coqueluche : c'est de ne pas approcher un coquelucheux.

CHAPITRE V

ÉVACUATION DES MATIÈRES FÉCALES

Les matières fécales. — Moyens d'évacuation : fosses fixes, étanches, etc. — Épandage, préservation des cours d'eau. — Les maladies transmises par les matières fécales : fièvre typhoïde, choléra, etc.

LEÇON XIII

I. Nécessité d'éloigner les matières fécales des agglomérations. — L'homme adulte rejette chaque jour près de 1,500 grammes de matières excrémentitielles, dont les trois quarts environ sont liquides. La femme rejette une quantité moins forte, et l'enfant une quantité moindre encore, de telle sorte que la moyenne des excréments peut être évaluée journellement à 1,000 grammes par habitant dans une agglomération. Supposons que, revenant aux pratiques de temps et de peuples moins civilisés, les municipalités laissent chaque habitant jeter à la rue les matières excrémentitielles et que ces matières y soient abandonnées sans traitement, une grave infection ne tardera pas à se produire dans l'agglomération. Ce n'est d'ailleurs pas là une hypothèse gratuite, car les choses se passent ainsi dans quelques quartiers de villes populeuses de notre Midi, et les incommodités et dangers qui résultent de cette pratique, et que nous allons énumérer, ne sont que trop réels.

D'abord, le premier inconvénient est le dégagement d'une odeur spéciale, insupportable, qui s'exhale naturellement des matières excrémentitielles à l'air libre ; l'air ne tarde pas à être infecté dans toute la ville. Mais ce n'est pas tout encore, et l'inconvénient d'une pareille pratique n'est pas seulement pour l'odorat. Nous l'avons dit : dans quelques cas, les matières excrémentitielles, les matières fécales, peuvent renfermer le germe de maladies contagieuses et servir à semer la maladie, à la transmettre aux individus sains. Tel est le cas des matières fécales émanées des individus atteints de la fièvre typhoïde, du choléra, etc. Ces matières renferment le germe de la fièvre typhoïde et du choléra, et l'on conçoit quel danger terrible peut résulter de la projection de pareilles matières dans la rue et de leur abandon sur le sol. Partout donc le problème s'est posé d'éloigner des villes les matières excrémentitielles, et le problème a été résolu d'une façon bien différente, plus ou moins hygiénique, mais, il faut bien le dire, encore très insuffisante là où elle est le plus perfectionnée.

II. Des divers systèmes d'évacuation. — Nous allons examiner les différents procédés d'évacuation des matières excrémentitielles actuellement en usage, indiquant les défauts principaux de chaque système, et, pour plus de simplicité, nous envisagerons ce qui se passe à Paris, où tous les procédés sont mis en usage.

Lorsque nous aurons ainsi exposé les divers systèmes employés dans les grandes agglomérations, nous dirons un mot des usages moins compliqués, mais plus blâmables encore, des habitants des campagnes.

Les procédés d'éloignement des matières excrémentitielles usités à Paris sont de quatre sortes; on y voit en effet :

1° La fôsse fixe ;

2° La tinette mobile ;

3° La tinette-filtre ;

4° Tout à l'égout.

1° On désigne sous le nom de *fosse fixe* une excavation creusée dans le sous-sol de la maison, excavation de capacité variable et qui, communiquant avec les tuyaux de chute des cabinets de la maison, reçoit et conserve jusqu'à enlèvement les matières excrémentitielles des habitants. Les arrêtés de police ont établi que ces fosses, à Paris, devaient être enduites d'un mortier de chaux maigre ou d'un ciment de Portland, de Vassy, ou de béton Coignet, c'est-à-dire qu'elles devaient être à parois absolument étanches, s'opposant à toute déperdition dans le sol environnant; de plus, ces fosses doivent être munies d'un tuyau d'évent, atteignant jusqu'à la hauteur des bouches de cheminée de la maison ou des maisons contiguës, si celles-ci sont plus élevées.

Les inconvénients des fosses fixes sont nombreux :

a) Elles infectent le sol ;

b) Elles infectent l'air de la maison et de la ville même ;

c) Elles nécessitent des opérations de vidange dégageant une odeur horrible, et des dépôts où la matière vidangée est emmagasinée (*dépotoirs*) ou bien transformée en engrais en même temps qu'emmagasinée (*dépotoirs et fabriques de sulfate d'ammoniaque*).

a) Les fosses fixes infectent le sol, et cela se conçoit facilement, car l'étanchéité de la paroi est absolument illusoire ; les matières filtrent toujours à la faveur de quelque cassure, de quelque vice de construction, ou bien parce qu'elles-mêmes attaquent la matière des parois ; quelle que soit la cause qui favorise la filtration, celle-ci se présente toujours, et le sol autour des fosses fixes est profondément souillé, dans une étendue plus ou moins grande.

b) Elles infectent l'air de la maison et l'air de la ville ; le mécanisme de cette infection est tout aussi simple. Les tuyaux qui, des cabinets, conduisent les matières à la fosse, c'est-à-dire les tuyaux de chute, n'étant protégés par aucune fermeture ou que par des fermetures insuffisantes, laissent l'air méphitique de la fosse remonter et se répandre dans les cabinets, et de là dans les appartements.

Quant à l'air de la ville, ce sont les tuyaux d'évent qui l'infectent, en disséminant dans cet air les émanations de la fosse. Ajoutons que la moindre cassure du tuyau d'évent dans la maison répand dans les appartements les gaz de la fosse.

c) Une nouvelle cause d'infection, c'est l'opération de la vidange. Lorsque la fosse fixe est pleine, il faut la vider : c'est là une opération que chacun a pu voir, et on sait quelle odeur épouvantable elle exhale le plus souvent, quelles traces méphitiques elle laisse pour un temps plus ou moins long.

Pour vider la fosse et y introduire les tuyaux qui conduiront les matières dans la tonne qui les emportera, il faut soulever le couvercle de pierre qui obture la fosse. A ce moment, les gaz méphitiques emprisonnés se répandent au dehors ; ces gaz sont non seu-

lement d'une odeur horrible, mais encore ils sont dangereux.

Lorsque des ouvriers imprudents s'engagent dans la
fosse aussitôt qu'elle vient d'être ouverte, alors que les
gaz n'ont pu encore s'éliminer, ils tombent mortelle-
ment frappés, asphyxiés subitement, et les vidangeurs
désignent sous le nom de *plomb* ce poison violent, mais
non encore connu dans sa nature intime, émané de la
fosse, qui tue en une minute.

Autrefois, il fallait brasser mécaniquement les matières de la fosse, afin de bien mélanger les parties
liquides et solides, et l'évacuation se faisait au moyen
d'une pompe à main et à travers des tuyaux en caoutchouc ou en toile plus ou moins bien joints, qui lais-
saient des traces sur le sol.

L'horreur de cette opération a été bien diminuée
par de récents perfectionnements que nous ne pouvons
étudier, mais elle est encore suffisante pour faire condamner cette pratique.

Mais ce n'est pas tout encore ; les tonnes ainsi rem-
plies de la matière des fosses emportent les matières soit
aux dépotoirs, soit à des usines à sulfate d'ammoniaque.

Les *dépotoirs* sont des établissements qui reçoivent
les matières excrémentitielles, éliminent la partie liquide de celles-ci, et transforment en une matière
sèche dite poudrette la partie solide. La séparation des
matières solides et liquides se fait dans une série de
bassins où les matières solides se déposent ; ces bassins, à ciel ouvert ou mal protégés par des clôtures ou
couvertures insuffisantes, sont des foyers d'exhalaisons
affreuses, infectant l'air à grande distance. Les matières
liquides, dites eaux-vannes, ne sont pas utilisées et s'en
vont ordinairement au cours d'eau voisin : c'est ce qui

se passe notamment à Paris, où le vaste dépotoir de Bondy déverse dans la Seine la presque totalité de ses eaux-vannes.

Ici donc intervient un facteur nouveau d'insalubrité, facteur considérable : la souillure d'une rivière par des eaux excrémentitielles, eaux infectes à tous les points de vue.

Les *fabriques de sulfate d'ammoniaque* constituent un progrès considérable ; mais, pour une cause ou une autre, soit que les procédés de fabrication ne soient pas encore aussi parfaits qu'ils devraient l'être, soit négligence des fabricants, ces usines empestent l'air ambiant d'une façon très notable et très désagréable. Voici, en deux mots, le fonctionnement de ces établissements.

Les matières excrémentitielles des fosses qui y sont amenées y sont laissées à découvert dans des bassins plus ou moins clos et couverts, d'où s'exhale par conséquent plus ou moins d'odeur, et la partie liquide qui se sépare, les *eaux-vannes* sont partiellement transformées, en présence de l'acide sulfurique et par une série de manipulations dégageant des émanations fétides auxquelles il n'est pas toujours suffisamment remédié, en sulfate d'ammoniaque, livré ensuite à l'agriculture. Le reste des eaux-vannes est évacué ensuite hors de l'usine, et les matières solides desséchées sont transformées en poudrette.

A Paris, les dépotoirs et usines à sulfate d'ammoniaque sont répartis dans la banlieue, formant comme une ceinture d'exhalaisons méphitiques qui, par certains jours et certains vents, viennent infecter jusqu'aux quartiers centraux de la capitale.

On voit donc combien sont nombreuses et variées les

8.

causes d'infection tenant à la fosse fixe, procédé antique et barbare qui est aujourd'hui condamné, de l'avis unanime des hygiénistes.

2° *Tinettes mobiles.* — Dans ce système, la fosse fixe n'existe plus; le tuyau de chute des cabinets communique avec un tonneau de capacité variable, du volume d'une futaille ordinaire le plus souvent. Lorsque le tonneau est rempli, on l'enlève (de là le nom de tinette mobile) et on le remplace par un tonneau vide. Les maisons qui comptent plusieurs habitants possèdent ordinairement des tinettes mobiles enfermées au sous-sol, dans une pièce spéciale.

Il s'en faut que ce système, qui supprime quelques-uns des inconvénients de la fosse fixe, et particulièrement l'infection du sous-sol, soit exempt de défauts. Et d'abord, si les tinettes ne sont pas vidées à temps, elles se répandent sur le sol, infectent l'atmosphère de la chambre où elles sont contenues; de plus, le tuyau de chute établissant une communication ordinairement libre entre le tonneau et les cabinets, les mauvaises odeurs dégagées du tonneau peuvent remonter, se répandre dans les cabinets et de là dans tout l'appartement. Enfin, ici comme pour la fosse fixe, il y a nécessité de dépotoirs et d'usines à transformation.

3° *Tinettes-filtres ou système diviseur.* — La base de ce système, qui a été fort en vogue un moment à Paris, est la suivante : séparer entièrement les matières solides excrémentitielles des matières liquides; retenir celles-là, qui seront enlevées par les vidangeurs, et laisser écouler celles-ci dans l'égout, où se rendent les eaux de la rue, les eaux de pluie, les eaux ménagères, les immondices de la rue, etc.

« Les tinettes-filtres appartiennent à différents types, mais elles sont toutes essentiellement constituées par un cylindre divisé en deux loges inégales par une lame en métal percée de trous ayant de 8 à 10 millimètres de diamètre. La plus grande loge reçoit les matières fécales et l'urine provenant du tuyau de chute. Les matières liquides passent à travers les orifices de la plaque ; elles tombent dans la petite loge et s'écoulent dans l'égout par un tuyau d'échappement. » (BROUARDEL, 1884, Commission d'assainissement, etc.)

En réalité ce système diviseur ne *divise rien ;* les matières fécales ne sont pas toujours pâteuses, et les matières diarrhéiques liquides n'éprouvent aucune difficulté à passer à travers la lame diviseur. Quant aux matières solides restant sur la lame, elles ne tardent pas à être ramollies, désagrégées, et entraînées à travers le diviseur par tous les liquides, urine et eaux, qui tombent sur elles.

Le système diviseur n'est donc qu'une complication inutile du procédé suivant : le tout à l'égout, qu'il nous reste à examiner.

4° *Tout à l'égout.* — Voici les lignes essentielles de ce système. Chaque maison est, par un embranchement, reliée à l'égout voisin. Cet embranchement communique avec tous les tuyaux de chute des cabinets de la maison, qui lui amènent les matières excrémentitielles, et ces matières, il les verse dans l'égout.

Toute communication d'odeur entre l'égout et la maison est interceptée par une fermeture à eau, un siphon hydraulique, et de même chaque cabinet est gardé des mauvaises odeurs par un siphon hydraulique placé sur l'embranchement qui relie la cuvette de la garde-robe au tuyau de chute.

Les avantages de ce système sont *apparents* et *con-*

sidérables pour la maison. Les matières excrémentitielles sont aussitôt éloignées ; elles ne peuvent infecter
ni le sol ni l'air de la maison, et les fermetures hydrau-
liques empêchent toute mauvaise odeur provenant de
la canalisation intérieure ou extérieure (embranchement sur égout et égout). De plus, le système ne peut
fonctionner qu'à l'aide de puissantes chasses d'eau
entraînant chaque garde-robe et faisant obturation
dans les siphons : c'est là un élément de propreté précieux et qui fait défaut dans le système des fosses fixes
et fosses mobiles, où l'eau est ménagée avec grande
parcimonie dans les immeubles, parce qu'un trop grand
apport dans la fosse fixe ou mobile nécessiterait des
vidanges coûteuses trop fréquemment répétées.

Mais les inconvénients du système commencent hors
de la maison.

Pour que les matières solides ne se déposent pas sur
les parois de l'égout, il faut qu'elles soient entraînées
sans interruption et avec force par la pente de l'égout
et par de puissantes chasses d'eau. Sans ces deux conditions, pente de l'égout, chasses puissantes, les matières se déposeront et s'accumuleront dans la partie
inférieure du conduit ; elles s'y décomposent, y fer-
mentent, exhalent de l'odeur ; de plus, si l'eau vient à
baisser de niveau, si elles sont mises à nu, elles se dessèchent, se transforment en poussière et peuvent être
entraînées au dehors, dans la rue, par les ouvertures
des regards d'égout. Car il se fait continuellement un
échange d'air entre la rue et l'égout, échange qui est,
on le conçoit, tout au bénéfice de l'égout, tout au détriment de la rue, qui reçoit les odeurs et les poussières
des matières desséchées d'égout.

En tout temps ces odeurs ont de l'inconvénient, ces

poussières sont insalubres; mais on conçoit que si ces
odeurs et ces matières pulvérulentes proviennent de
matières fécales, et surtout de matières fécales de malades atteints de fièvre typhoïde ou de choléra, elles
présenteront un danger particulier.

A Paris, le tout à l'égout est le système en faveur, et
la Ville vient d'obtenir du Parlement un vote qui amè-
nera d'ici quelques années la généralisation de ce système ; or les égouts de Paris n'ont pas partout des
pentes suffisantes ; encore moins ont-ils, et de beaucoup, l'eau nécessaire actuellement, quoiqu'il puisse
être plus facilement et qu'il doive être réellement remédié à ce défaut d'ici peu.

Mais ce n'est pas tout encore. Les matières d'égout
contenant toutes les immondices de la ville, que va-t-on
en faire? A Paris, la solution actuelle est déplorable :
les égouts divers viennent se réunir en deux collecteurs, un sur la rive droite, un sur la rive gauche, et
ces collecteurs se réunissent hors Paris, déversent directement dans la Seine leurs eaux infectes, chargées
encore des matières fécales, parfois si dangereuses,
que leur ont apportées le système diviseur et l'embranchement direct sur l'égout. Nous avons dit ailleurs et décrit cette infection. La situation est intolé-
rable; on y a cherché une solution, et voici celle qui
est intervenue. C'est *l'épuration par le sol des eaux
d'égout*.

Cette pratique de l'épuration par le sol des eaux
d'égout, de *l'irrigation*, comme on dit, est née en Angleterre, où depuis de longues années la ville d'Édim-
bourg verse ses eaux d'égout sur les prairies voisines.
Aujourd'hui le système est appliqué dans un grand
nombre de villes étrangères, et surtout à Berlin; les

eaux d'égout chargées de *toutes les matières excrémen-titielles* (tout à l'égout) viennent se déverser sur des champs d'épuration au voisinage de la ville. Une application bien connue de cette épuration est faite depuis longtemps par la ville de Paris dans les champs de Gennevilliers.

Le savant anglais M. Frankland, à qui l'on doit les travaux les plus importants sur cette matière, a écrit que « le filtrage à travers le sable, le gravier et certaines terres, exécuté dans de bonnes conditions, est le moyen le plus efficace pour la purification des eaux d'égout ».

Le mécanisme de cette épuration réside dans la transformation de la matière organique en acide carbonique, eau, ammoniaque, acide nitrique et principes minéraux inoffensifs. L'acide nitrique est fixé et se transforme en nitrate dans le sol. Cette transformation se fait par une combustion qui s'opère dans les couches de terre successives que traversent les eaux répandues sur le sol d'épuration.

Dans la presqu'île de Gennevilliers, les eaux ainsi épurées sont drainées et font retour à la Seine.

L'épuration chimique, c'est-à-dire la combustion de la matière organique, paraît bien complète; mais les eaux d'égout ainsi déversées sur le sol contiennent, lorsqu'elles renferment des matières fécales, des germes de maladie, et spécialement le germe de la fièvre typhoïde. Ces germes sont-ils arrêtés et détruits par le sol, et l'épuration est-elle alors complète? ou bien ces germes échappent-ils à l'action dépurante du sol et gardent-ils leur vitalité? Telle est la question capitale; si elle se juge favorablement, le tout à l'égout, pourvu que les égouts soient bien construits, à bonne

pente et que l'eau y soit en abondance, pourra être
regardé comme un excellent système; mais si ces germes malfaisants résistent, s'ils font retour intacts à
l'eau de la rivière par les drains qui collectent les eaux
épurées, l'eau qui revient ainsi aura bien une apparence
favorable, mais elle sera au fond tout aussi malfaisante
qu'avant l'irrigation, et la rivière sera polluée d'une
façon tout aussi dangereuse, quoique moins visible à
l'œil nu.

Cette question est encore entièrement à l'étude, et le
peu que l'on sait plaide en faveur de la longue vitalité
et de la résistance des germes.

**III. De quelques coutumes déplorables dans les
villes et dans les campagnes.** — Nous avons passé en
revue successivement les divers systèmes *municipaux*
d'évacuation des vidanges; il nous reste un mot à dire
des coutumes déplorables qui se pratiquent encore
trop fréquemment dans nos villes, et qui sont une
honte pour un pays civilisé. Ces coutumes sont:

a) L'abandon, la projection des matières dans la rue,
le jet au ruisseau, pratiqués surtout dans le Midi,
dans les quartiers pauvres et populeux de bien des
villes françaises;

b) La projection dans une tinette placée soit dans le
haut de la maison, soit dans la cage de l'escalier,
tinette débordant, répandant dans toute la maison ses
matières et odeurs méphitiques;

c) Le déversement dans des trous pratiqués dans le
sol (pays du Midi), dans des puisards absorbants, qui
souillent le sol, les nappes d'eau voisines, etc.

On peut dire que notre civilisation, si raffinée en bien
des points, est sur celui-ci, la bonne évacuation des vidanges, singulièrement en retard, et qu'il est déplo-

rable que notre pays ait fait si peu de progrès dans une question d'hygiène capitale, où la santé de tous est intéressée au plus haut point.

Après avoir dit ce qui se passe dans les villes, il faut dire un mot des coutumes de la campagne. Elles sont déplorables en général, rudimentaires, barbares ; elles ont causé et causent encore chaque jour de terribles épidémies de fièvre typhoïde et de choléra, en temps où celui-ci règne en France.

Une première coutume est l'abandon au hasard sur le sol des rues, des champs, etc., des matières excrémentitielles.

Ailleurs, les matières sont collectées et le sont de façons différentes : tantôt elles sont réunies dans une tinette qui est versée sur le fumier ou directement sur les champs ; tantôt ces matières sont collectées directement sur le fumier, qui sert encore de fosse à purin, etc.

Rien n'est plus dangereux que cette projection au fumier, et voici pourquoi : le plus souvent, pour ne pas dire toujours, les fumiers sont placés dans un trou non maçonné, dont la terre laisse filtrer peu à peu toutes les matières liquides suspectes de ce fumier. Vienne un orage, ces matières sont encore plus rapidement entraînées dans le sol avec l'eau de pluie ; souvent aussi le puits qui sert à l'alimentation des habitants de la maison ou d'un groupe d'habitations est peu distant de ces fumiers ; les matières infectes qui du fumier ont pénétré dans la terre s'infiltrent jusqu'à la nappe qui fournit au puits et en infectent l'eau. Le plus souvent, mais non toujours, les puits ainsi souillés traduisent leur infection par un trouble notable après les orages.

Si les matières excrémentitielles ainsi déversées sur le fumier contiennent des germes de maladie, les germes de la fièvre typhoïde ou ceux du choléra, l'eau du puits que souillent les infiltrations du fumier recevra ces germes dangereux, et les individus qui la boiront seront en danger de fièvre typhoïde et de choléra. La projection des matières excrémentitielles sur les fumiers, dans les campagnes, est, par suite, un des moyens les plus capables de favoriser la propagation de la fièvre typhoïde et du choléra dans ces localités en temps d'épidémie.

Mais ce n'est pas tout encore : les cultivateurs ont l'habitude de répandre sur leurs champs, dans certaines contrées, les matières de leurs tinettes, voire celles des voisins, qu'ils achètent pour supplément d'engrais. Cette pratique est fâcheuse : si ces matières contiennent des germes de maladie, pendant l'enlèvement et la manipulation de ces tinettes ils s'exposent à des odeurs dangereuses. Ces manipulations ne vont pas sans que les mains ne touchent le plus souvent les matières ; et voilà de ce fait les doigts imprégnés de matières dangereuses contenant des germes de maladie. La propreté des mains est rare à la campagne. En rentrant de son champ, cette besogne terminée, le cultivateur porte ses doigts non lavés ou mal lavés sur ses aliments ou les aliments communs de la famille ; il imprègne ces matières de germes malfaisants, qui sont ainsi avalés par lui ou les siens, et peuvent donner lieu au développement de la maladie.

Il serait bon que les gens de la campagne prissent des habitudes de propreté plus rigoureuses, que l'habitude leur en fût inculquée dès l'école, et que les matières excrémentitielles y fussent considérées sous leur

véritable jour, c'est-à-dire comme des matériaux toujours infects et souvent très dangereux, qu'il est nécessaire d'éloigner sagement et soigneusement de l'habitation, et dont il faut éviter les méfaits.

Des systèmes de vidange moins rudimentaires, moins
malsains, devraient enfin entrer dans la coutume des
campagnes, et y entreront peu à peu quand les dangers que nous venons de signaler seront mieux connus
de tous.

CHAPITRE VI

SALUBRITÉ DE L'ÉCOLE

La maison d'école salubre (application des préceptes précédents). — Air, eau, lieux d'aisances, etc.

LEÇON XIV

Cette leçon, qui serait mieux placée après le chapitre VIII, ne comporte ici aucun développement écrit; elle n'est que le résumé des leçons précédentes appliqué à l'école.

Le professeur passera en revue tous les préceptes hygiéniques renfermés dans les leçons précédentes et en fera l'application à l'hygiène de l'école et des écoliers.

EAU. — L'école doit être pourvue de bonne eau potable; c'est une condition capitale. L'eau de source seule devrait être acceptée; il est inadmissible, par exemple, que dans des localités pourvues de bonne eau de source l'école s'alimente à l'eau d'un puits creusé sur place. On ne semble guère jusqu'ici s'être préoccupé, dans la construction des écoles, de la bonne alimentation en eau; ce que nous avons dit au chapitre Ier prouve que nulle question ne prime celle-ci.

Toute autre eau que l'eau de source doit être *filtrée* ou soumise à l'ébullition. Tout puits voisin des fosses d'aisances, quel que soit d'ailleurs le système de celles-ci, doit être absolument condamné.

MATIÈRES FÉCALES. — L'école doit être pourvue d'un système de vidange propre et fonctionnant bien; on ne doit y tolérer sous aucun prétexte des fosses fixes à fond absorbant, des tinettes répandant leur contenu sur le sol, etc.

La propreté des cabinets est chose essentielle ; le maître et la maîtresse doivent tenir la main à ce que les élèves prennent à l'école des habitudes de propreté qu'ils garderont au sortir de l'école, pendant le cours de la vie. C'est à l'école et par l'école que doit se faire cette éducation ; c'est ainsi que disparaîtront ces habitudes de malpropreté enracinées dans certaines de nos provinces, et disons-le même hardiment, chez la majorité des habitants de notre pays, habitudes qui sont une honte pour une civilisation aussi avancée que l'est la civilisation française.

AIR. — On fera à l'école l'application des principes que nous avons exposés sur la quantité d'air nécessaire par tête d'habitant dans une pièce, sur l'air vicié, l'air confiné, sur la nécessité d'une bonne ventilation, sur les appareils de chauffage dangereux, etc.

MALADIES CONTAGIEUSES. — Le professeur démontrera ensuite que la salubrité de l'école dépend non seulement des bonnes conditions matérielles de la maison, mais encore de la bonne santé de chacun des individus qui la fréquentent.

Il parlera de l'école foyer de maladies contagieuses. Il parlera des vaccinations et revaccinations. Toutes ces données sont largement exposées dans les chapitres IV et VIII ; y revenir serait une inutile redite.

CHAPITRE VII

LES MALADIES D'ÉCOLE

Les maladies contractées à l'école. — Teigne, gale ; exemples de quelques maladies contagieuses. — Fièvres éruptives (variole, rougeole, scarlatine).

LEÇON XV

I. L'école est un foyer où se transmettent avec la plus grande facilité les maladies contagieuses.
II. Maladies contagieuses du cuir chevelu. — Teignes.
III. Fièvres éruptives. — Rougeole, variole, scarlatine.
IV. Diphthérie.
V. Oreillous, coqueluche.
VI. Gale.

I. L'école foyer de maladies contagieuses. — L'école, agglomération d'enfants, est, on le comprend facilement, un foyer où se transmettent avec la plus grande facilité les maladies contagieuses propres à l'âge infantile. Qu'un écolier atteint d'une de ces maladies vienne à l'école, il sèmera son mal parmi tous ses camarades, et c'est ainsi que parfois on peut voir une école vidée en quelques jours de ses hôtes par la dissémination d'une rougeole, d'une scarlatine, etc.

Savoir reconnaître au moins grossièrement ces maladies contagieuses d'école, savoir écarter les malades et prendre toutes les mesures propres à empêcher la propagation de la maladie, s'il se peut, est d'une importance capitale pour l'instituteur. C'est à traiter rapidement ces questions diverses que sera consacré ce court article.

Les maladies qui vont faire l'objet de ce chapitre sont les maladies contagieuses du cuir chevelu, les fièvres éruptives, la diphthérie, les oreillons, la coqueluche et la gale.

II. Maladies contagieuses du cuir chevelu. Les teignes. — L'examen fréquent, répété, de la chevelure des enfants, filles ou garçons, est de la plus haute importance. C'est par cet examen qu'on reconnaîtra les maladies si sérieuses, si graves à tant de titres, qu'on a baptisées du nom de *teignes*, qu'on évitera leur diffusion dans l'école du teigneux à ses camarades; c'est par cet examen qu'on reconnaîtra aussi l'existence de moindres inconvénients, qu'il importe cependant d'écarter au plus vite, tels que la présence de poux, de croûtes, de pellicules, etc.

« Presque chaque jour les parents, dit le docteur Lailler, — un médecin autorisé auquel nous empruntons une grande partie de la substance de cet article, — une fois par semaine au moins, les maîtres ou maîtresses doivent faire l'inspection de la tête des enfants.

« Pour les garçons, un seul coup d'œil suffit; ils ont habituellement les cheveux courts, et en les relevant avec le pouce, qu'on fait glisser dans le sens opposé à celui où ils sont inclinés, on arrive à constater rapidement l'état de la peau de la tête.

« Pour les filles, qui ont les cheveux longs habituellement, il faut en relever la masse sur la tête, de façon à examiner la nuque, qui est le siège de prédilection des poux, qui y trouvent un abri sûr; puis, avec une tige mousse quelconque, l'extrémité arrondie d'une épingle à cheveux par exemple, il faut faire une raie de place en place pour voir si la peau est bien nette. Elle doit être d'un gris ardoisé chez les justes bruns, pâle et légèrement rosée chez les sujets châtains ou blonds.

« Souvent il y a des pellicules chez les enfants mal soignés, surtout sur le haut de la tête ; quelquefois des écorchures et des petites croûtes derrière les oreilles, à leur point d'attache à la peau du crâne. Des soins de propreté, des lavages à l'eau tiède, après lesquels on essuie la peau avec soin, suffisent souvent à faire disparaître ces pellicules. Elles sont entretenues souvent par l'existence de poux ; ceux-ci, cachés à la racine des cheveux, peuvent échapper à un examen superficiel ; l'existence de leurs œufs, connus sous le nom de lentes, est plus facile à constater. Ce sont de petits points gris du volume d'une très petite tête d'épingle, qui adhèrent au cheveu, sur lequel ils sont fixés très solidement par un petit anneau, ce qui les distingue des simples pellicules, qui se détachent au moindre contact de la main, d'une brosse ou d'un peigne. Il importe de surveiller et de faire soigner les enfants qui ont des poux, si on veut éviter que leurs camarades en soient rapidement infestés.

« Des soins de propreté, l'usage habituel du peigne et de la brosse, suffisent pour les préserver.

« L'emploi d'une poudre insecticide, quelques applications d'eau vinaigrée ou d'eau sédative étendue, si les enfants n'ont pas de plaie, suffiront pour les débarrasser. Ces soins devront être continués encore un certain temps après qu'on ne retrouvera plus de poux, jusqu'à ce qu'on soit bien sûr que les œufs, qu'on ne peut détacher qu'avec la plus grande difficulté, ne peuvent plus produire une nouvelle génération. »

Il nous faut maintenant entrer dans quelques détails sommaires, mais précis, sur les *teignes,* leurs

caractères, leurs modes de contagion, et les précautions
à prendre pour les écarter.

Il y a trois sortes de teignes :

1° La teigne faveuse ;

2° La teigne tonsurante ;

3° La pelade.

Nous allons donner, d'après le docteur Lailler, lés
caractères élémentaires de ces trois affections contagieuses du cuir chevelu.

1° *Teigne faveuse.* — Elle peut être limitée ou s'é-
tendre à toute la surface de la tête.

« Dans cette maladie, les cheveux deviennent ternes,
comme poudrés : ils sont plus clairsemés.

« Elle est constituée par de petites croûtes d'un jaune
clair, en godet, à bords relevés, qui peuvent se réunir
et s'étendre sur toute la tête ; il n'y a pas de suintement ;
leur surface est sèche, comme poussiéreuse : on dirait
une éclaboussure de plâtre ; il y a des démangeaisons ;
la tête exhale une odeur particulière, que l'on a comparée à celle de la souris. Si on fait tomber les croûtes
avec un peu d'huile ou un cataplasme, on trouve au-
dessous la peau rouge, luisante et dépourvue de cheveux. »

Quand la maladie a duré longtemps, les cheveux ne
repoussent plus et la tête présente des surfaces pour
toujours dépourvues de cheveux.

2° *Teigne tonsurante.* — Elle est très contagieuse,
caractérisée par des plaques rondes siégeant sur la
tête, isolées ou réunies par groupes ; leur surface est
grisâtre, sèche et recouverte de pellicules ; les cheveux
sont cassés ras, d'où le nom de tonsurante, parce que
la place malade ressemble un peu à la tonsure des
ecclésiastiques... Il y a des démangeaisons ; la maladie

se développe lentement, sournoisement ; en même temps, on voit quelquefois sur la peau, dans le voisinage de la tête, au cou, au front, à la figure, plus rarement sur d'autres parties du corps, des plaques rosées où la surface de la peau est farineuse, et qui s'étendent par leurs bords ; leur grandeur varie depuis celle d'une pièce de cinquante centimes jusqu'à celle d'une pièce de deux francs et plus. A la tête, les plaques sont plus faciles à constater chez les bruns que chez les blonds.

Les personnes qui prennent soin des enfants atteints de cette maladie ne la gagnent jamais à la tête, mais quelquefois aux bras et aux mains. Dans une famille où il y a plusieurs enfants, l'un peut l'avoir à la tête, un autre à la figure seulement ou ailleurs, — dans ce dernier cas elle n'est pas grave ; — mais il est plus habituel que tous soient atteints à la tête.

Cette maladie est longue, difficile à guérir ; elle peut durer des années ; elle est de beaucoup la plus commune des teignes, et il est certains établissements d'éducation qui ne peuvent s'en débarrasser.

Heureusement elle guérit presque toujours sans laisser de traces, et les cheveux repoussent aussi vigoureusement qu'auparavant.

3° *Pelade*. — Elle est caractérisée par des places arrondies sans croûtes ni écailles, où les cheveux, maigres, ternes, tombent avec la racine à la moindre traction et laissent une surface nette. La peau où les cheveux sont tombés est habituellement lisse et brillante : on l'a comparée à la surface de l'ivoire ; on dirait que la place atteinte a été pelée, d'où le nom de pelade... Il n'y a souvent que deux ou trois plaques, qui peuvent s'étendre, et en se réunissant, dénuder de larges surfaces.

9.

Cette maladie est moins longue que la précédente, mais elle a peut-être des conséquences plus sérieuses :

1° Elle peut se reproduire au bout d'une ou plusieurs années de guérison ;

2° Il n'est pas rare qu'elle laisse des traces indélébiles de son passage, et que sur une ou plusieurs places les cheveux ne reparaissent plus, tandis que dans la teigne tonsurante ils repoussent toujours.

Les trois variétés de teigne ont un caractère majeur commun : elles sont *contagieuses*, c'est-à-dire que l'enfant teigneux communique son affection à ses camarades. La teigne faveuse et la tonsurante sont très contagieuses, la tonsurante surtout; la pelade l'est beaucoup moins. « Il y a même beaucoup de médecins, et des plus compétents, qui pensent qu'elle ne se communique pas; mais il y a des exemples incontestables de transmission de la maladie à plusieurs enfants dans les établissements d'éducation. »

Pourquoi et comment les teignes sont-elles contagieuses?

Une maladie contagieuse suppose, nous l'avons déjà dit ailleurs, un parasite, qui peut être ou non un microbe, cause de la maladie, et en même temps agent de la contagion.

Dans la pelade, le parasite n'est pas connu; mais dans les teignes faveuses et tonsurantes il est parfaitement déterminé; c'est un *champignon*, une sorte de moisissure, qui attaque le cheveu et se loge dans l'excavation d'où naît celui-ci. En passant de la tête du malade, du teigneux, sur la tête de l'individu sain, ce parasite effectue la contagion de la teigne et détermine chez ce nouvel individu l'apparition de la maladie.

Mais par quels intermédiaires se fait la contagion?

En d'autres termes, comment le parasite est-il transporté de la tête du teigneux à la tête saine?

« Il semble bien établi que c'est par les coiffures, par l'usage commun des peignes et des brosses, que les teignes se transmettent dans les écoles et les familles. Ce qui porte encore plus à le croire, c'est qu'elles sont beaucoup plus fréquentes chez les garçons, qui sont plus turbulents que les filles, qui mettent souvent les coiffures les uns des autres, qui sont moins soigneux. » On peut, d'une façon générale, contre les affections contagieuses du cuir chevelu, et en particulier contre les teignes, recommander les précautions suivantes :

« Tenir les cheveux courts chez les garçons, tout le temps de leurs études, et même chez les filles jusqu'à l'âge de sept ou huit ans.

« En faire fréquemment l'inspection.

« Dans les écoles où il y a des internes, chacun doit avoir sa brosse, son peigne et sa brosse à peigne, qui doit être toujours très propre.

« Tout enfant infecté de teigne doit aussitôt être soumis à l'examen du médecin.

« Le teigneux est écarté de l école jusqu'à guérison complète, et ne doit être réadmis que sur un certificat du médecin attestant cette parfaite guérison.

III. Fièvres éruptives. Rougeole, scarlatine, variole. — Nous avons, dans une autre partie de ce manuel, parlé de la rougeole, de la scarlatine, de la variole. Nous renvoyons en particulier à cette partie pour tous les détails sur la contagion de ces maladies. Nous n'insisterons ici que sur quelques points spéciaux.

a) Tout enfant atteint de fièvre éruptive doit être écarté de l'école ;

b) Il ne doit y être réadmis que lorsque aucun danger ne pourra résulter de sa présence pour ses camarades ;

c) Au cas où une épidémie de fièvre éruptive a été assez étendue pour déterminer le licenciement de l'école, celle-ci doit être soumise à des mesures de désinfection avant la réadmission des élèves.

a) L'instituteur et l'institutrice doivent veiller soigneusement à écarter dès le début de la maladie tout enfant atteint de fièvre éruptive. La plupart du temps il est aisé de reconnaître ces maladies dès le premier instant. Le rougeoleux a les yeux larmoyants, rouges, le visage couvert d'un piqueté de petites taches rouges ; le scarlatineux est couvert d'une éruption en nappe rouge, à teinte foncée, uniforme ; le varioleux a des boutons rouges, saillants, disséminés çà et là sur la face. Lorsqu'un enfant se présente un matin avec l'une de ces manifestations diverses, alors que la veille il était indemne de toute éruption, il faut le renvoyer sur-le-champ, le soumettre à l'examen du médecin, qui donnera son avis sur la nature de la maladie.

b) Nous l'avons dit ailleurs, les malades atteints de fièvre éruptive sont longtemps dangereux pour les autres ; ils le sont pendant la maladie, ils le sont pendant la convalescence ; il y a donc intérêt majeur à ne pas les réadmettre à l'école immédiatement après la guérison, mais seulement quand aucun danger ne peut résulter de leur présence parmi les autres écoliers.

On estime qu'après vingt-cinq jours le rougeoleux peut rentrer à l'école, que le délai doit être porté à quarante jours pour la scarlatine et la variole.

c) Parfois une épidémie se déclare avec une telle intensité dans l'école, frappant un si grand nombre d'élèves, que le licenciement s'impose pour un temps plus ou moins long, déterminé par l'autorité compétente.

Il est de toute nécessité que le temps pendant lequel l'école est fermée aux élèves soit mis à profit pour une désinfection sérieuse et minutieuse de l'établissement. Nous avons indiqué ailleurs les principes de cette désinfection ; nous rappellerons ici que c'est une pratique capitale, et qui ne doit être négligée sous aucun prétexte.

En terminant ce court article sur les maladies éruptives à l'école, nous rappelons la nécessité des *vaccinations* et des *revaccinations*, pratiques qui seules, et mieux que toutes mesures d'isolement ou de désinfection, pourront mettre l'école à l'abri de la variole.

Le certificat de vaccine est exigé pour l'admission dans les écoles. Les maîtres et maîtresses devront s'employer à conseiller la revaccination lorsque les enfants approchent de l'âge convenable pour cette opération, et devront surtout faire tous leurs efforts pour que leurs écoliers soient immédiatement revaccinés si la variole vient à apparaître dans la commune.

IV. Diphthérie. — Nous n'avons, par malheur, que peu de conseils à donner sur les moyens d'empêcher la diphthérie de pénétrer et se répandre dans l'école.

On sait, par les quelques mots que nous en avons dits ailleurs, ce qu'est la diphthérie sous sa forme la plus commune. La plus ordinaire, le mal de gorge diphthérique, l'angine couenneuse, est un mal sournois, dont les enfants ne se plaignent guère qu'après quelques jours, qui ne les empêche pas de venir à l'école, où ils sèment, sans que personne puisse en avoir le soupçon, les germes de leur terrible maladie.

On ne saurait trop recommander aux maîtres et aux maîtresses de porter leur attention sur tout mal de gorge dont se plaint un de leurs écoliers, de provoquer l'avis du médecin, s'il se peut, sur la nature de ce mal, et d'écarter immédiatement de l'école tout enfant reconnu atteint de diphthérie, jusqu'à guérison parfaite.

Si une épidémie de diphthérie vient à éclater dans l'école et nécessite son licenciement, le maître et la maîtresse ne doivent pas oublier que la désinfection de l'école, désinfection minutieuse, complète, est de rigueur. Rien n'est plus résistant que le germe de la diphthérie : il s'attache aux murs, aux meubles, aux parquets, etc., et se réveille pour faire de nouvelles victimes dès que celles-ci se présentent à lui. Pendant le licenciement, il faudra désinfecter énergiquement tout ce qui a été touché par les écoliers, toutes les pièces où ils ont séjourné, sous peine de voir le mal reparaître à la rentrée.

V. Oreillons, coqueluche. — Les oreillons sont une maladie de l'enfance, maladie fréquente, maladie bien connue, qui consiste dans un gonflement de la partie du cou située derrière la mâchoire inférieure, au-dessous de l'oreille. C'est un mal très contagieux, mais sans conséquence grave : l'écolier atteint d'oreillons sera rendu à sa famille jusqu'à guérison.

La coqueluche aussi est extrêmement contagieuse; c'est une maladie très connue et très facilement reconnaissable de tous. Elle se caractérise par des accès de toux; chaque accès se compose de plusieurs quintes, séparées par une *reprise* tout à fait spéciale.

Le coquelucheux doit être écarté de l'école.

VI. Gale. — La *gale* est une affection de la peau produite par la présence d'un parasite animal, un acare.

La femelle de cet acare creuse sous la superficie de la peau une sorte de galerie, où elle se loge et pond ses nombreux œufs. La multiplication des acares est extrêmement rapide.

La gale est contagieuse, et la contagion s'explique bien simplement : c'est le parasite qui passe du corps

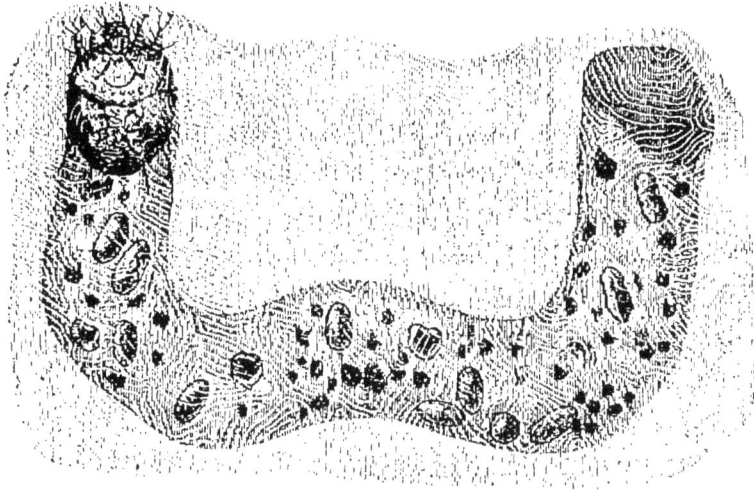

Fig. 8. — Acare et sa galerie.

du galeux sur le corps de l'individu sain, déterminant ainsi chez celui-ci l'apparition de la gale.

La présence des acares détermine chez le malade des démangeaisons extrêmement vives et des éruptions diverses sur la peau.

La gale débute aux mains; si elle n'est pas arrêtée, elle envahit le reste du corps.

Il faut surveiller de près et tenir pour suspect l'enfant qui se gratte sans cesse, et accuse ainsi de vives démangeaisons. Ces démangeaisons ne sont pas toujours le fait de la gale; souvent elles sont causées par d'autres parasites, tels que puces et poux, que les soins de propreté appropriés suffiront à détruire. La gale ne peut être reconnue que par le médecin ; mais le maître et la maîtresse peuvent donner l'éveil à ce sujet. Le galeux doit être écarté de l'école jusqu'après guérison.

CHAPITRE VIII

VACCINATION. — REVACCINATION

Mortalité par variole.

LEÇON XVI

I. Il existe un moyen de préservation efficace et certain contre la variole, c'est la vaccination. — La variolisation au xviiie siècle.
II. Jenner, en 1796, découvre la vaccination. — Histoire de cette découverte.
III. Procédés de vaccination actuels : 1º la vaccination jennérienne ou de bras à bras ; 2º la vaccination animale. — Les instituts vaccinaux.
IV. Les bienfaits de la vaccination. — Preuves statistiques à l'appui. — Nécessité de rendre, par une loi, la vaccination et la revaccination obligatoires en France comme elles le sont en d'autres pays, et particulièrement en Allemagne.

I. De la vaccination. — Nous possédons depuis cent ans environ un moyen de préservation efficace, absolument certain, contre la variole. Ce moyen, c'est la *vaccination.* On ne saurait trop se pénétrer de ce fait capital : *la variole doit disparaître, et a de fait disparu là où la vaccination est régulièrement appliquée, où chacun est vacciné et revacciné.*

Au siècle dernier, où la variole fit de si affreux ravages, on imagina de se préserver de la maladie par la *variolisation.* C'est Lady Montague qui introduisit en Europe, en 1721, cette pratique orientale, et voici en quoi elle consistait. On sait de tout temps qu'une atteinte de variole donne l'immunité à l'individu qu'elle frappe, c'est-à-dire que cet individu est à l'abri pour toujours de la variole ; et il n'est pas besoin, pour gagner cette immunité, d'avoir subi une variole grave ; la variole la plus bénigne, la plus légère, la varioloïde, pour employer le terme scientifique, préserve tout autant d'une atteinte ultérieure que la variole la plus forte. Si donc on pouvait, par un moyen quelconque, conférer à un individu, dans les premiers temps de la vie, une variole légère, bénigne, on le mettrait pour toujours à l'abri de la variole ; le seul dommage résultant de l'atteinte de variole légère serait quelques cicatrices discrètes sur la figure.

Eh bien, au siècle dernier on conférait aux enfants une variole légère, une *varioloïde,* en leur inoculant, — c'est-à-dire en leur introduisant superficiellement sous la peau, — à l'aide d'une lancette, le contenu d'un bouton de variole pris sur un individu atteint de la maladie *sous forme légère :* c'était là la *variolisation.* Par malheur, la variolisation avait deux inconvénients :

1° La maladie ainsi inoculée, au lieu d'être bénigne, pouvait parfois être grave et même mortelle;

2° Le malade *variolisé* pouvait créer autour de lui un foyer de variole, comme on voit de nos jours un varioleux transmettre la maladie à son entourage.

Néanmoins la *variolisation* était une pratique heureuse, qui préserva bien des gens de la variole, et sans doute elle eût de nos jours continué à être en honneur, si le médecin anglais Jenner n'eût, à la fin du siècle dernier (1796), découvert la *vaccination.*

II. Découverte de la vaccine. — C'était une croyance populaire, dans le comté de Glowcester, que les individus qui, au contact de vaches atteintes de *cow-pox*

(c'est-à-dire d'une éruption de boutons à forme particulière siégeant sur le pis et les trayons), avaient gagné accidentellement sur les mains une éruption de
boutons semblables à ceux du pis de la vache, étaient
préservés de la variole. Edouard Jenner vint, en 1775,
dans le comté de Glowcester comme médecin inocu-
lateur, c'est-à-dire comme médecin chargé de la pratique des variolisations ; les variolisations qu'il tenta
sans succès sur des gens de la campagne qui avaient
été atteints accidentellement de boutons sur les mains
en trayant des vaches ayant sur le pis l'éruption du
cow-pox, le mirent sur la voie de la découverte : en
1796 il inoculait au bras un enfant de huit ans avec
le liquide des boutons que portait sur la main une
paysanne qui avait gagné le cow-pox en trayant une
vache atteinte de cette éruption ; l'enfant eut une éruption de boutons à l'endroit inoculé ; plus tard, et c'est
là un trait de génie, Jenner inocula à deux reprises
cet enfant avec le contenu de boutons de *variole :* ces
deux variolisations échouèrent absolument. Jenner
avait donc démontré que *l'inoculation à l'homme du
liquide provenant des boutons du cow-pox de la vache
donne une éruption toute locale, se limitant à l'endroit
inoculé, éruption qui confère à celui qui a subi cette
inoculation l'immunité contre la variole.* En 1798, Jenner publiait sa découverte immortelle.

Le liquide préservateur de la variole s'appelle le
vaccin ; l'inoculation de ce liquide au bras de l'homme
est la *vaccination ;* l'éruption qui suit cette inoculation
est la *vaccine,* et les boutons de cette éruption sont dits
boutons vaccinaux.

Jenner montrait ensuite que les boutons de l'individu
vacciné ou *vaccinifère,* pour employer le mot technique,

fournissent un vaccin qui peut être inoculé au bras d'un ou plusieurs autres individus, chez lesquels on détermine ainsi la vaccine, c'est-à-dire l'apparition de *boutons vaccinaux* préservateurs de la variole.

Le produit ou *lymphe* des boutons vaccinaux de ces individus peut être inoculé au bras d'une nouvelle série d'autres individus, chez lesquels apparaîtra la vaccine et qui acquerront ainsi à leur tour l'immunité contre la variole ; ce transport de la vaccine du bras d'un individu à un autre en *série indéfinie* s'appelle la *vaccination jennérienne*.

De l'Angleterre, où elle fut accueillie et pratiquée avec enthousiasme, la vaccination passa sur le continent, où elle se répandit d'abord largement, et restreignit dans des proportions considérables la mortalité par variole. Mais bientôt il sembla que le bienfait de la vaccination se perdait ; on vit la variole reparaître par épidémies ; on vit des vaccinés mourir de la variole. Les bienfaits de la vaccination furent contestés. C'était à tort : la vaccination est absolument efficace, mais l'expérience nous apprend qu'elle ne met le vacciné à l'abri de la variole que pour un certain temps, et non pour la vie. Pour garder son immunité contre la variole, *il faut non seulement avoir été vacciné, mais encore il faut se faire revacciner ;* en d'autres termes, il est certain que la vaccination ne garde sa puissance préservatrice sur l'individu que pendant un temps limité et variable, dix ans environ, en moyenne ; au delà de ce temps, il faut, pour se garder de la variole, acquérir une nouvelle immunité en subissant la revaccination.

On conseille généralement d'agir de la façon suivante :

1° Première vaccination dans les premiers temps de la vie.

Généralement cette opération ne se pratique que dans le deuxième mois qui suit la naissance. Ce qu'il faut bien savoir, c'est qu'on peut vacciner l'enfant sans inconvénient dès les premiers jours, dès les premières heures de la vie, et qu'en temps d'épidémie variolique cette vaccination hâtive, sans aucun danger, s'impose absolument.

2° Une première revaccination de onze à douze ans;

3° Une deuxième revaccination de vingt à vingt-cinq ans;

4° Une troisième revaccination de trente-cinq à quarante-cinq ans serait utile encore.

III. Procédés de vaccination actuels. — La vaccination se fait aujourd'hui suivant deux procédés, dont il est utile de dire un mot : l'un est la vaccination jennérienne ; l'autre, qui tend à se généraliser et à remplacer la vaccination jennérienne, est la vaccination animale.

1° *Vaccination jennérienne ou de bras à bras.* — Nous avons parlé de ce procédé, dû à Jenner, et qui fut seul en usage pendant de longues années, et en France tout au moins jusqu'à il y a vingt ans. Le procédé consiste à cueillir le vaccin dans les boutons vaccinaux d'un enfant en pleine éruption de vaccine, et à inoculer séance tenante d'autres enfants avec ce produit.

Le vaccin emprunté au bras d'un enfant peut aussi être recueilli dans de petits tubes très fins bouchés à leurs deux extrémités, et gardé dans cet état pour fournir à des vaccinations ultérieures.

2° *Vaccination animale.* — De nombreux reproches, peu mérités d'ailleurs, ont été adressés à la pratique de la vaccination de bras à bras. Ce procédé a été accusé d'avoir été la cause de transmission de certaines

maladies graves du vaccinifère au vacciné. Si la chose
a certainement eu lieu, elle a été très rare.

La vaccination de bras à bras est un excellent procédé, donnant de fort beaux résultats. Ce qu'on peut
dire avec raison c'est que, pour une séance compre-
nant de nombreux enfants à vacciner, un seul vaccinifère n'est pas suffisant; qu'il est souvent difficile de
s'en procurer plusieurs; que, vienne une épidémie, alors
que la revaccination en masse s'impose, qu'il y a des
milliers de demandes de vaccination à la fois, la vaccination jennérienne constitue une source insuffisante
de vaccin, et que, particulièrement pour les grandes
séances de vaccination, — celles, par exemple, qui ont
lieu dans l'armée, où toutes les recrues doivent être
vaccinées en un court espace de temps, — il a fallu
créer un procédé plus pratique.

Ce procédé, c'est la *vaccination animale*, procédé
excellent de tous points, qui se développe chaque
jour et qu'on ne saurait trop recommander.

Voici en deux mots ce que c'est que cette vaccination animale. L'origine du vaccin c'est, avons-nous dit,
le liquide, la lymphe que sécrètent les boutons du
cow-pox de la vache; il serait donc rationnel et très
simple de vacciner directement l'homme avec la
lymphe du cow-pox des vaches, tout autant que de
faire passer le vaccin de bras à bras. Par malheur, le
cow-pox est rare; à peine quelques cas se rencontrent-
ils de loin en loin, et il n'y faudrait pas compter
comme source de vaccin continue. On a tourné la difficulté, et, le cow-pox naturel manquant, on a fait du
cow-pox artificiel. La chose est très simple. Si sur la
peau préalablement rasée d'un veau, d'une génisse, on
fait un certain nombre d'incisions superficielles (qui

dans le langage technique portent le nom de scarifications), et que l'on enduise la surface de ces incisions avec le produit des boutons du cow-pox naturel, chacune des incisions donnera naissance en quelques jours à un bouton qui aura l'aspect et toutes les propriétés préservatrices contre la variole du bouton du cow-pox naturel.

Le produit de ces boutons, qu'on pourrait appeler boutons de cow-pox artificiel, reporté de la même façon sur un autre veau ou une autre génisse, produit une éruption semblable et de même valeur; on peut opérer ainsi en série indéfinie, de façon à posséder une source de cow-pox toujours disponible.

Avec le produit de ces boutons, on peut vacciner séance tenante l'enfant ou l'adulte sur le bras; mais surtout, et c'est là qu'est l'immense avantage de la vaccination animale, on peut, en multipliant beaucoup les boutons, c'est-à-dire en faisant de nombreuses incisions et inoculations sur l'animal, obtenir une très abondante récolte de vaccin, qui, préparé d'une certaine façon, peut être conservé et expédié au loin pour des vaccinations, sur demande.

L'entretien du cow-pox artificiel en série indéfinie sur des veaux ou des génisses et la production du vaccin animal se font dans des établissements spéciaux, dits instituts de vaccination animale. Ces instituts, qui rendent de grands services, en ce qu'ils peuvent répondre sur-le-champ à des demandes considérables de vaccin, sont nombreux à l'étranger. Ils commencent à se multiplier en France et doivent leur existence soit à l'initiative privée, soit à l'initiative de municipalités intelligentes; Lyon, Bordeaux, Montpellier, Saint-Étienne, possèdent aujourd'hui de ces instituts vaccinaux, qui fonctionnent parfaitement et rendent les plus grands services, ainsi que nous le dirons tout à l'heure.

IV. Bienfaits de la vaccination. — Une vérité, si éclatante qu'elle soit, rencontre toujours des sceptiques et des détracteurs ; le fait n'a pas manqué pour la vaccination, dont quelques esprits paradoxaux ont nié les bienfaits, et c'est en Angleterre, le pays de Jenner, que les antivaccinateurs sont surtout nombreux et puissants ; il existe même dans ce pays une ligue antivaccinatrice.

Les bienfaits de la vaccination sont pourtant évidents ; mais il n'est pas oiseux de les établir ici sur des chiffres et des statistiques ; il importe qu'il ne reste dans les esprits aucun doute, et nos instituteurs sortant de l'école normale doivent être convaincus sans aucune arrière-pensée de ces bienfaits, de façon à se faire, là où ils enseigneront, les champions ardents de la vaccination. Voici quelques chiffres statistiques qui fournissent cette preuve sans réplique possible.

La vaccination était obligatoire en Prusse *dans l'armée* dès 1834. A son arrivée au corps, chaque individu était vacciné ou revacciné. Dans la *population civile*, la vaccination était, jusqu'en 1875, ce qu'elle est en France, c'est-à-dire absolument libre, laissée au gré de chacun. Comparons les chiffres de décès par variole dans l'armée prussienne et la population civile de 1835 à 1870.

De 1835 à 1845, il y a eu annuellement en moyenne 30 morts par variole dans l'armée ;

De 1845 à 1852, 0 ;

De 1852 à 1863, 1 ;

De 1863 à 1870, 2 à 3.

Pendant ce temps, la population civile, non soumise

à l'obligation de la vaccine, perdait, de 1847 à 1870, en moyenne annuelle *trois mille individus par variole !*

En 1870-1871, douze cent mille soldats allemands vaccinés ou revaccinés entrent en France ; ils se trouvent en face d'une épouvantable épidémie de variole, qui, à Paris seulement, cause, en 1870, 10,549 morts ; en 1871, 2,777, et fait dans l'ensemble de l'armée française 23,469 victimes. Pendant cette même période de 1870-1871, l'armée allemande perd en tout par variole 314 hommes !

De 1874 à 1887, l'armée allemande *a perdu un soldat, un seul,* par variole.

En 1874, une loi est promulguée qui ordonne la vaccination dans l'année qui suit la naissance pour tous les sujets de l'empire allemand, et la revaccination à partir de douze ans : la loi est exécutoire à dater de 1875. Aujourd'hui la variole ne figure plus même dans les statistiques mortuaires allemandes ; les décès par cette cause sont tellement rares, qu'ils ne sont plus regardés que comme absolument exceptionnels, et ont disparu de la liste des affections auxquelles la mort doit le plus ordinairement être rapportée.

Comparons Berlin et Paris de 1880 à 1884 sous le rapport de la mortalité par variole.

Berlin, en 1874, avant la loi d'empire rendant la vaccination et la revaccination obligatoires, perdait 160 habitants pour 100,000 par variole.

La loi est promulguée et exécutée à dater de 1875. En voici les résultats :

A Berlin, sur 100,000 habitants, on constate les décès varioliques suivants :

En 1880, 0,81 ;
En 1881, 4,74 ;

TH. — C. d'Hygiène.   10

En 1882, 0,43 ;

En 1883, 0,33.

A Paris, où chacun est laissé libre ou à peu près d'en agir à sa guise avec la vaccination, voici les statistiques des morts par variole, sur 100,000 habitants pendant la même période.

En 1880, 108,91 décès varioliques par 100,000 hab.

En 1881,   49,48   —   —

En 1882,   29,65   —   —

En 1883,   20, 4   —   —

On voit ce que la variole nous coûte en France, où chacun est à peu près libre de se faire ou non vacciner, et où les revaccinations sont des plus rares; on voit combien nous sommes loin de la perfection allemande : et cependant il suffirait d'une loi rendant chez nous les vaccinations et revaccinations obligatoires pour que le fléau disparût comme chez nos voisins.

Des progrès ont été faits chez nous cependant, mais combien timides et incomplets! On exige aux écoles le certificat de vaccination ; mais la rigueur de cette exigence n'est pas partout égale, et bien des enfants y échappent.

On vaccine ou revaccine dans l'armée tout homme arrivant au corps, et, le service étant obligatoire pour tous, il y a là une garantie réelle contre la variole ; aussi notre armée, nouvelle preuve de l'efficacité des vaccinations, est-elle loin aujourd'hui des tristes chiffres mortuaires de 1870-1871.

De 1872 à 1880, le nombre des morts par variole n'a été que de 514 sur un effectif de 3,622,659 hommes ; depuis 1880, la mortalité s'est encore abaissée :

1880, 73 décès par variole.

1881, 41   —

1882, 42   —

1883, 15 décès par variole.

1884, 15   —

1885, 6   —

1886, 16   —

1887, 18   —

Ce qui démontre encore ce qu'il serait facile de faire dans notre pays avec une loi d'obligation, ce sont les résultats obtenus dans quelques centres tels que Lyon et Bordeaux, où fonctionnent des *instituts vaccinaux,* dont nous avons déjà parlé.

La vaccination n'est pas obligatoire dans ces contrées, mais elle est rendue plus facile, et partant *se fait mieux* et plus fréquemment.

Or, voici ce qui s'est passé à Lyon :

De 1875 à 1884, il mourait en moyenne annuellement 158 individus par variole.

En 1884, l'institut vaccinal est créé.

En 1885, il y a 6 décès par variole ;

En 1886, 9 ;

En 1887, 9.

A Bordeaux, de 1876 à 1881, la moyenne des décès annuels par variole est de 180.

En 1881, l'institut vaccinal se crée.

De 1881 à 1888, la moyenne annuelle des décès varioliques tombe à 43.

Tous ces exemples sont concluants : la vaccination est absolument efficace contre la variole ; un individu vacciné et revacciné à temps n'a, pour ainsi dire, et sauf très rares exceptions, rien à craindre de la variole. Il est à souhaiter qu'une loi rendant obligatoires en France, comme elles le sont en Allemagne, la vaccination et la revaccination, nous délivre de ce fléau, qui déshonore un pays civilisé.

CHAPITRE IX

HYGIÈNE DE L'ENFANCE

Hygiène de l'enfance. — Nouveau-né. — Son alimentation. — Préjugés populaires. — Le lait. — Dangers quand il provient d'une vache tuberculeuse.

LEÇON XVII

I. Mortalité des nouveau-nés. — L'athrepsie. — Régime normal du nouveau-né.

II. L'allaitement naturel. — Critériums de la bonne santé chez un nourrisson. — Allaitement mixte. — Sevrage.

III. Allaitement artificiel. — Choix du lait. — Ébullition. — Coupage. — Le biberon.

I. Régime des nouveau-nés. — La mortalité des nouveau-nés est considérable en France, et dans un pays comme le nôtre, où l'accroissement de la population est si faible, comparé à ce qui a lieu dans les pays voisins, Allemagne et Angleterre surtout, c'est là un fait déplorable. Il serait très important de s'appliquer à faire vivre l'enfant nouveau-né, et, disons-le immédiatement, cela est possible : la cause de cette mortalité effrayante des nouveau-nés que l'on constate dans notre pays tient avant tout au peu d'intelligence que, dans les diverses classes de la population, on a des soins qu'exige la première enfance. On peut avancer sans crainte que l'immense majorité des pauvres enfants qui meurent dans les premiers temps qui suivent la naissance meurent d'*inanition* : non pas qu'ils ne soient nourris, mais bien parce qu'ils sont nourris d'une façon qui ne convient pas à leur organisation.

Un médecin français, M. Parrot, a baptisé d'un nom expressif cette inanition progressive qui décime les nouveau-nés : il l'a appelée *athrepsie* (de deux mots grecs : α privatif et τρέφω, nourrir). Les symptômes de ce triste état sont bien connus : l'enfant vient mal, n'augmente pas de poids, sa peau se ride, se plisse ; il a l'aspect d'un petit vieillard ; il a de la diarrhée verte ; il s'affaiblit de jour en jour et succombe après un temps variable. On peut affirmer sans crainte que tout enfant qui est dans ces conditions *meurt de faim,* qu'il est nourri d'une façon qui ne lui convient pas et que la mort est proche si on ne lui applique au plus tôt le régime convenable.

Ce régime, il faut que nul ne l'ignore, pour l'appliquer un jour dans sa propre famille ou pour éclairer les parents qui tuent leurs enfants par ignorance.

Une seule nourriture convient à l'enfant qui vient de naître et pendant les premiers temps de la vie, c'est le lait de femme, le lait de sa mère ou d'une nourrice.

Il est préférable, lorsqu'on confie un nouveau-né à une nourrice, que le lait de celle-ci ne date pas de plus de six mois ; c'est le lait de deux à six mois de date qui convient le mieux au nouveau-né allaité par une nourrice.

Lorsque la mère ne peut nourrir, lorsque, pour une raison ou pour une autre, l'enfant ne peut être confié à une nourrice, on l'allaite *artificiellement* avec du lait d'ânesse, de vache, etc. Cet allaitement artificiel *est toujours regrettable ;* toutefois, pratiqué de la façon que nous dirons tout à l'heure, il peut donner encore des

10.

résultats satisfaisants, et l'enfant peut s'élever. Nous parlerons successivement :

1° De l'allaitement par la mère ou une nourrice, allaitement naturel ;

2° De l'allaitement artificiel.

II. De l'allaitement naturel de l'enfant par la mère ou une nourrice. — Dans l'allaitement naturel, une condition importante est de régler l'enfant, c'est-à-dire de donner à teter à des intervalles à peu près réguliers. C'est une mauvaise pratique, et qui ne tarde pas à être très nuisible à l'enfant, que de lui présenter le sein à tout propos, sans règle, par exemple pour le calmer dès qu'il crie, comme le font certaines personnes. On arrive aisément à régler l'enfant, « sinon dès le début, au moins vers six semaines. Pendant les premiers mois, l'enfant doit être mis au sein huit ou dix fois par vingt-quatre heures, c'est-à-dire toutes les deux ou trois heures environ pendant le jour et deux fois la nuit : à partir de quatre mois, les tetées doivent être moins nombreuses ; après six mois, l'enfant peut teter seulement toutes les trois heures, les repas devenant naturellement d'autant plus copieux qu'ils sont moins fréquents. Six tetées, dont quatre ou cinq le jour et une ou deux la nuit, sont alors suffisantes. » (TARNIER et CHANTREUIL.)

Il y a trois critériums très importants de la bonne santé d'un enfant à la mamelle ; ce sont :

a) L'aspect extérieur ;

b) L'aspect des garde-robes ;

c) L'augmentation de poids.

L'enfant à la mamelle qui est en bonne santé, *qui profite,* a la figure pleine, le corps ferme, la peau tendue, les fesses saillantes, bien marbrées, présentant de petits creux, des fossettes. Chez l'enfant qui n'est pas *nourri* convenablement, qui ne profite pas, la peau se ride, est flasque ; la figure a l'aspect souffrant, l'aspect simiesque ; on dit encore, et très justement, que l'enfant a l'air d'un vieillard.

Chez le petit enfant en bonne santé, « les garde-robes sont d'un beau jaune clair ; elles ont la consistance d'une bouillie épaisse : elles sont homogènes et ne présentent aucune odeur ; on a comparé avec raison leur aspect à celui d'œufs brouillés. »

Des garde-robes liquides et vertes (*diarrhée verte*) sont l'indice de troubles digestifs graves.

Mais le critérium le plus sûr de la bonne santé de l'enfant, celui qui donne l'évidence la plus parfaite que l'enfant vient bien et profite, c'est l'augmentation du poids de l'enfant.

« Un enfant doit gagner de 30 à 20 grammes par jour pendant les quatre premiers mois, de 20 à 10 grammes pendant les quatre mois suivants, de 10 à 5 grammes pendant les quatre derniers mois de la première année ; les chiffres les plus bas correspondent toujours à l'âge le plus avancé. »

Un enfant à la mamelle doit être pesé toutes les semaines, et pesé toujours avec les mêmes vêtements ou sans vêtements, pour éviter toute erreur dans l'appréciation du poids. Si l'enfant augmente de poids dans les proportions que nous venons de dire, on n'a aucune inquiétude à concevoir sur lui ; sinon il faut considérer l'enfant comme venant mal et remédier au plus tôt à son état. Il importe de savoir que dans les deux premiers jours qui suivent la naissance, l'enfant perd environ 100 grammes de son *poids de naissance* (poids qu'on doit toujours connaître), et que, convenablement

nourri, il commence à augmenter le troisième jour,
pour revenir à son poids de naissance du septième au
neuvième jour ; à partir de ce moment, il augmente de
poids suivant les proportions que nous venons d'indiquer.

Jusqu'à cinq ou six mois, l'enfant *doit être nourri
exclusivement au sein*. A partir de cette époque, il est
avantageux d'ajouter au lait de la nourrice d'autres
aliments : *d'abord du lait de vache* pur ou coupé (suivant des proportions que nous indiquerons tout à
l'heure en traitant de l'alimentation artificielle); un *peu
plus tard*, quelqu'une des préparations imaginées pour
remplacer le lait (telles que la farine lactée) ou de légers
potages composés de *lait* et de tapioca, d'arrow-root,
de croûtes de pain passées au tamis, de farine d'orge
ou d'avoine, de biscotte, etc.

Entre un an et dix-huit mois, il faut *sevrer* l'enfant,
c'est-à-dire le séparer entièrement du sein de sa mère
ou de sa nourrice.

Le sevrage doit toujours être précédé pendant plusieurs mois de l'alimentation mixte progressive que
nous venons d'indiquer dans les lignes ci-dessus, et
qu'on doit mettre en pratique à partir du sixième
mois.

L'enfant doit être séparé de sa mère ou de sa nourrice en une fois et sans retour. Toutefois, il est certaines
précautions à prendre, et qui sont importantes, afin que
le sevrage ne cause aucun dommage à l'enfant.

Il faut éviter de sevrer l'enfant pendant les grandes
chaleurs, car c'est le moment où les troubles digestifs
et intestinaux de l'enfance sont le plus graves, et parfois mortels.

Il faut aussi faire en sorte que le sevrage ne coïncide pas avec l'éruption d'un groupe de dents. On attend, par exemple, pour priver complètement l'enfant du sein, huit jours après que l'évolution d'un de ces groupes est terminée.

L'enfant sevré est nourri au lait de vache, et reçoit en outre les divers aliments (farine lactée, potages dont le lait forme la base) dont nous parlons ci-dessus.

III. Allaitement artificiel. — L'allaitement artificiel, *qui ne doit jamais être adopté quand l'allaitement naturel* est possible, doit être exclusivement, jusqu'à six mois, composé de lait. Tout aliment artificiel autre que le lait doit être absolument proscrit. Trop souvent les parents ignorants imaginent de nourrir les enfants qui viennent de naître avec de *l'eau panée, des pommes de terre, de la viande, etc.; l'enfant reçoit la nourriture de ses parents!* C'est là un usage déplorable : l'enfant dépérit rapidement et meurt, tué par ce régime, qui équivaut pour lui à l'inanition complète. Les préparations alimentaires même moins dangereuses que celles-ci, telles que farine lactée, potages au lait, préparations qui forment ce qu'on a appelé l'*alimentation au petit pot,* doivent elles-mêmes être absolument proscrites avant cinq ou six mois.

L'enfant alimenté artificiellement ne doit donc recevoir que du lait pendant les premiers temps de la vie. Mais à quel lait faut-il donner la préférence ? Incontestablement au lait d'ânesse, qui, par sa composition, se rapproche le plus du lait de la femme et pourrait être donné pur à l'enfant pendant les deux premiers mois.

Mais le lait d'ânesse n'est pas à la portée de tous, et c'est au lait de vache qu'on doit avoir recours dans l'immense majorité des cas. Ce lait de vache, on le

donnera à l'enfant en observant *rigoureusement* les précautions suivantes :

Ce lait sera *bouilli,* et cela pour deux raisons. D'a-
bord, dans les grandes villes le lait est de provenance
inconnue ; c'est un mélange de laits divers, et souvent
il arrive que le lait de vaches *tuberculeuses* est ainsi
mélangé au lait de vaches saines. Ce lait provenant de
vaches tuberculeuses peut renfermer le germe dangereux de la tuberculose, et le renferme sûrement quand
la mamelle de ces vaches est elle-même le siège des
lésions tuberculeuses. Du lait provenant de ces vaches
rendrait tuberculeux l'enfant qui l'ingérerait. Par l'é-
bullition on détruit tout danger de ce chef.

Le lait non bouilli, pour si légèrement qu'il soit
mouillé (falsification, nous l'avons dit, si fréquente),
s'altère rapidement sous l'influence des organismes inférieurs qu'il contient : il se coagule, il tourne ; le lait
altéré, même sans être tourné, cause des troubles digestifs aux enfants. L'ébullition, en détruisant les organismes inférieurs que contient le lait, préviendra son
altération, le conservera, et le mettra hors d'état de
troubler la santé de l'enfant.

Il sera bon que le lait *bouilli* soit conservé dans un
vase absolument propre, lavé à l'eau bouillante ; ce
vase sera bouché de façon à ce qu'aucun organisme de
l'air ne vienne souiller le lait.

Le lait de vache, qui est loin d'avoir une composition analogue à celle du lait de femme, ne doit pas être
donné sans préparation à l'enfant. Ce lait doit être
coupé.

« Nous conseillons de mettre une partie de lait pour
trois d'eau pendant la première semaine, une de lait
pour deux d'eau jusque vers quinze jours ; parties égales

de lait et d'eau jusque vers deux mois ; puis progressivement les deux tiers, les trois quarts de lait, de façon à arriver au lait pur vers six mois. »

L'eau de coupage doit avoir été *bouillie ;* elle doit être *sucrée* dans la proportion de 50 grammes pour 1,000. Les repas de l'enfant allaité artificiellement doivent être aussi réguliers et faits dans les mêmes intervalles que ceux de l'enfant allaité par sa mère ou une nourrice.

L'enfant ainsi allaité peut, lui aussi, recevoir des aliments autres que le lait pur à partir de six mois.

Les critériums de la bonne santé sont, ici encore :

1° L'état d'embonpoint de l'enfant ;

2° L'état des garde-robes ;

3° L'augmentation de poids.

Mais l'enfant allaité artificiellement exige une surveillance toute spéciale, cette alimentation n'étant passable qu'à la condition d'être entourée de soins.

A l'aide de quel instrument faut-il administrer le lait dans l'allaitement artificiel ? Un des instruments les plus employés est le biberon, que l'enfant tette comme il fait du sein.

Le biberon peut être extrêmement dangereux s'il n'est entretenu avec les soins les plus rigoureux. Jamais le lait ne doit y séjourner en dehors des tetées ; la tetée finie, le lait restant doit être rejeté, et le biberon doit être nettoyé à l'eau bouillante additionnée de bi-carbonate de soude. Il ne faut verser le lait dans le biberon parfaitement propre qu'au moment précis de la tetée. Il faut proscrire les biberons à longs bouts de caoutchouc.

La raison de ces précautions est simple. Si le lait séjourne dans le biberon entre les tetées, il s'altérera ; si le biberon incomplètement nettoyé reçoit le lait pour la tetée nouvelle, ce lait se souillera des impuretés du lait qui est resté de la première tetée, s'altérera et causera des troubles digestifs à l'enfant.

Le lait peut être donné à l'enfant soit à la cuiller, soit à la timbale, et peut-être cette pratique simple, où aucune altération du lait n'est à craindre, vaut-elle au moins la pratique du biberon.

CHAPITRE X

NOTIONS DE POLICE SANITAIRE DES ANIMAUX

De quelques maladies des animaux. — La rage, la morve, la peste bovine, le charbon. — Abatage. — Enfouissement. — Loi du 21 juillet 1881 sur la police sanitaire des animaux.

LEÇON XVIII

I. De la police sanitaire des animaux[1]. — Les maladies contagieuses des animaux ont leur place marquée dans ces leçons d'hygiène, et cela pour deux raisons :

1° Certaines d'entre elles peuvent être transmises à l'homme par l'animal malade, telles que la rage, la morve, le charbon, pour ne citer que les principales ;

2° La plupart de ces maladies constituent un dommage pour les propriétaires, agriculteurs ou éleveurs : l'animal, les groupes d'animaux qu'elles atteignent, représentent un capital qui disparaît sans retour par

---

1. En termes de médecine vétérinaire, le mot *épizootie* équivaut au mot *épidémie* en médecine humaine, et les maladies contagieuses y sont dites aussi épizooties ou maladies épizootiques.

la perte de l'animal ou des animaux malades. Mais ce n'est pas tout encore : au-dessus de cet intérêt particulier, il y a l'intérêt général ; au-dessus de la fortune d'un ou plusieurs propriétaires, il y a la fortune générale des agriculteurs, des éleveurs français, qui représente une grande partie de la fortune nationale. Or, le terme de « maladie contagieuse » indique, nous le savons, la transmissibilité, la possibilité de diffusion de la maladie. Ce n'est pas au domaine d'un seul propriétaire que la maladie contagieuse animale à laquelle on n'oppose aucune défense reste limitée ; elle se diffuse, envahit la commune entière, les communes voisines, une portion plus ou moins grande, souvent fort étendue, du territoire national, parfois le pays entier, causant alors des pertes immenses à l'agriculture, à l'élevage, pertes qui sont autant d'atteintes graves à la richesse nationale : c'est ainsi qu'on a vu des épizooties de peste bovine ravager le territoire français, après avoir ravagé les contrées voisines, et décimer le bétail sur leur passage.

La loi a dû, pour ces deux raisons si graves, se préoccuper des maladies contagieuses des animaux, et intervenir pour les combattre. Des mesures sévères ont été édictées pour prévenir d'une part, et éteindre rapidement d'autre part les diverses affections contagieuses des animaux : l'ensemble de ces mesures constitue la *police sanitaire des animaux,* réglée par la loi du 21 juillet 1881.

Éviter la diffusion des maladies contagieuses humaines est un grave problème, hérissé de difficulés : car les remèdes qu'on entrevoit, qui, théoriquement et logiquement, seraient efficaces, sont, pour une foule de raisons, inapplicables en pratique. Dans la police sanitaire des animaux, des considérations de même ordre ne se rencontrent guère ; les moyens d'action sont sûrs. On peut dire qu'appliquée avec rigueur et décision, la loi du 21 juillet 1881 entraverait efficacement toutes les maladies qu'elle est destinée à combattre et en aurait à jamais, depuis déjà longtemps, fait disparaître ou à peu près quelques-unes, et en tout cas la plus terrible, la plus redoutable de toutes, la *rage*.

Par malheur, cette loi reste trop souvent lettre morte, au grand dommage des intérêts des agriculteurs, et trop souvent aussi au détriment de la race humaine, dans laquelle chaque année les maladies contagieuses des animaux, et la rage au premier rang, font des victimes :

La loi du 21 juillet 1881 déclare passibles de certaines prescriptions sanitaires les maladies suivantes :

1° La *peste bovine* dans toutes les espèces des ruminants ;

2° La *péripneumonie contagieuse* dans l'espèce bovine ;

3° La *clavelée* et la *gale* dans les espèces ovine et caprine ;

4° La *fièvre aphteuse* dans les espèces bovine, ovine, caprine et porcine ;

5° La *morve*, le *farcin*, la *dourine,* dans les espèces chevaline et asine ;

6° La *rage* et le *charbon* dans toutes les espèces.

Un décret récent (juillet 1888) a ajouté à la liste de ces maladies, soumises aux règles de police sanitaire, le *rouget* et la *pneumo-entérite infectieuse* dans l'espèce porcine ; le *charbon symptomatique* dans l'espèce bovine ; la *tuberculose* dans l'espèce bovine.

Notre intention n'est pas de passer en revue les dispositions édictées par la loi pour chacune de ces maladies ; nous nous bornerons à faire connaître d'abord d'ensemble les dispositions *générales* et *communes* destinées à entraver le développement de ces maladies contagieuses ; puis nous passerons sommairement en revue celles des maladies épizootiques qui, pour une raison ou une autre, nous intéressent particulièrement, et nous indiquerons alors les mesures édictées par la loi à leur égard.

II. Mesures générales édictées par la loi pour prévenir le développement des maladies contagieuses des animaux. — D'une façon générale, la police sanitaire des animaux, c'est-à-dire les dispositions propres à arrêter le développement des maladies contagieuses, repose sur les mesures suivantes :

a) Déclaration de la maladie contagieuse par tout propriétaire ou toute personne ayant, à quelque titre que ce soit, la charge des soins ou la garde d'un animal atteint ou soupçonné d'être atteint de ladite maladie ;

b) Abatage immédiat dans certains cas de l'animal malade ; séquestration et isolement de ceux qui ont été en contact avec lui jusqu'à ce que leur parfaite indemnité soit reconnue ;

c) Enfouissement, sans aucune utilisation possible, de l'animal abattu ou mort spontanément du mal contagieux ; par exception, l'utilisation de la viande ou des peaux des cadavres est permise dans certains cas bien déterminés.

Telles sont les dispositions générales sur lesquelles la loi du 21 juillet 1881 a basé la défense contre les maladies contagieuses.

III. De quelques maladies contagieuses des animaux en particulier. — Il faut maintenant entrer dans le détail et considérer quelques-unes de ces maladies, les principales d'entre elles, ou plutôt encore celles qui nous intéressent particulièrement, soit par les ravages qu'elles font dans la population des animaux domestiques, soit par leur transmission possible à l'espèce humaine.

Sont transmissibles à l'homme quatre de ces maladies animales énumérées dans la loi du 21 juillet 1881, et dans le décret annexe de 1888 :

La rage ;

La morve ;

Le charbon ;

La tuberculose.

Les dispositions édictées contre les animaux atteints de ces maladies nous intéressent au plus haut point. Parmi les maladies épizootiques propres aux animaux, et aux animaux seuls, sont dignes d'une mention spéciale la peste bovine et la péripneumonie.

Nous consacrerons quelques pages à la rage, et nous ne croyons pas que les développements dans lesquels nous allons entrer soient déplacés dans ce manuel.

IV. La rage. — La rage est une maladie commune à toutes les espèces animales et à l'homme; le chien, le chat, le cheval, le bœuf, le porc, le mouton, le loup, le renard, sont susceptibles de contracter la rage, et l'homme n'échappe pas à cette terrible maladie, qui chez lui, comme d'ailleurs chez tous les êtres atteints par l'affection, se termine toujours par la mort, et la mort après d'horribles souffrances.

C'est du chien ordinairement, plus rarement du chat, et exceptionnellement, au moins dans nos contrées, du loup, que la rage vient à l'homme, et c'est presque toujours par la morsure de l'animal enragé que

la rage est donnée à l'homme ; la bave de l'animal
enragé contient la matière virulente et l'inocule à
l'homme par la plaie que produit la morsure. Cependant ce n'est pas toujours en mordant que le chien
donne la rage à l'homme. On comprend en effet que,
puisque le virus de la rage est contenu dans la salive
de l'animal, celui-ci puisse, en caressant avec la langue, en *léchant* son maître ou toute autre personne,
déposer le virus sur la surface léchée ; si celle-ci offre
une petite solution de continuité, telle que plaie accidentelle, écorchure, etc., le virus déposé par la langue
de l'animal pénétrera dans l'organisme humain à la
faveur de cette solution de continuité, et la rage apparaîtra tout comme si l'animal avait fait une morsure.

Toutes les personnes mordues par un animal enragé
ne deviennent pas enragées fatalement; mais les chances de rage sont d'autant plus grandes que la morsure
a été plus profonde ; elles augmentent dans des proportions considérables quand la morsure a porté sur
les mains et le visage.

Il est aussi fort intéressant de connaître que l'intervalle qui sépare le moment où l'homme a subi la morsure dangereuse de celui où éclateront les accidents
de la rage, est des plus variables et souvent fort long ;
il est en moyenne de deux mois.

Dans la pratique, c'est le chien enragé qui est le plus
à redouter pour l'homme : car, ainsi que nous l'avons
dit, c'est de cet animal que l'homme reçoit presque toujours la rage. Il n'est donc pas inutile, croyons-nous,
d'avoir quelques données sérieuses sur les symptômes
de la rage du chien ; leur connaissance pourra prévenir bien des accidents, en inspirant la défiance contre
les animaux dès le début de l'affection, et en faisant

prendre immédiatement les mesures nécessaires à la première suspicion.

Un illustre savant, mort tout récemment, M. H. Bouley, a tracé de la rage chez le chien un tableau qui, outre sa parfaite exactitude, est d'une intelligence facile. Nous croyons devoir, pour le profit de nos lecteurs, en reproduire les passages essentiels.

« I. La rage du chien ne se caractérise pas par les accès de fureur dès les premiers jours de sa manifestation.

« Au contraire, c'est une maladie tout d'abord d'apparence bénigne ; mais dès les débuts la bave est virulente, c'est-à-dire qu'elle renferme le germe inoculable, et le chien est alors bien plus dangereux par les caresses de sa langue qu'il ne peut l'être par ses morsures, car il n'a encore aucune tendance à mordre.

« II. Au début de la rage, le chien change d'humeur ; il devient triste, sombre et taciturne, recherche la solitude et se retire dans les coins les plus obscurs. Mais il ne peut rester longtemps en place ; il est inquiet, agité, va et vient, se couche et se relève, rôde, flaire, gratte avec ses pattes de devant. Ses mouvements, ses attitudes et ses gestes semblent indiquer que par moments il voit des fantômes, car il mord dans l'air, s'élance, et hurle comme s'il s'attaquait à des ennemis réels.

« III. Son regard est changé ; il exprime une tristesse sombre et quelque chose de farouche.

« IV. Mais, dans cet état, le chien n'est nullement agressif pour l'homme. Son caractère est ce qu'il était avant. Il se montre docile et soumis pour son maître, à la voix duquel il obéit, en donnant quelques signes de gaieté qui ramènent un instant sa physionomie à son expression habituelle.

« V. Au lieu de tendances agressives, ce sont des tendances contraires qui se manifestent dans la première période de la rage. Le sentiment affectueux envers ses maîtres et les familiers de la maison s'exagère chez le chien enragé, et il l'exprime par les mouvements répétés de la langue, avec laquelle il est avide de caresser les mains ou le visage qu'il peut atteindre.

« VI. Le chien enragé n'a pas horreur de l'eau ; *au contraire, il en est avide.* Tant qu'il peut boire, il satisfait sa soif toujours ardente, et quand le spasme de son gosier l'empêche d'avaler, il plonge le museau tout entier dans le vase, et il mord pour ainsi dire le liquide qu'il ne peut plus avaler.

« Le chien enragé n'est donc pas *hydrophobe.* L'*hydrophobie* n'est donc pas un signe certain et univoque de la rage du chien.

« VII. Le chien enragé ne refuse pas sa nourriture dans la première période de sa maladie ; souvent même il la mange avec plus de voracité que d'habitude.

« VIII. Lorsque le besoin de mordre, *qui est un des caractères essentiels de la rage à une période de son développement,* commence à se manifester, l'animal le satisfait d'abord sur les corps inertes ; il ronge le bois, les portes et les meubles, déchire les étoffes, les tapis, les chaussures, broie sous ses dents la paille, le foin, les crins, la laine, mange la terre, la fiente des animaux, la sienne même, lape sa propre urine, et accumule dans son estomac les débris de tous les corps sur lesquels ses dents ont porté.

« IX. Dans une variété particulière de la rage, que l'on appelle la rage *mue* (ou *muette*), la mâchoire inférieure, paralysée, reste écartée de la supérieure, et la gueule demeure béante et sèche, avec une teinte rouge brunâtre à l'intérieur.

« X. Le chien affecté de rage mue n'a pas de tendance à mordre ; au lieu d'être agité, il conserve le plus souvent l'immobilité d'un sphynx ; mais, sa bave étant virulente, on peut s'inoculer la rage par des blessures ou des écorchures lorsqu'on introduit imprudemment ses doigts dans la gueule d'un chien affecté de rage mue pour en explorer la profondeur.

« XI. La voix du chien enragé change toujours de timbre, et toujours son aboiement s'exécute suivant un mode complètement différent de son mode habituel ; il est rauque, voilé, et se transforme en un hurlement saccadé.

« Dans la variété de rage appelée rage mue, ce symptôme important fait défaut ; la maladie reçoit son nom du mutisme absolu des malades : rage mue ou rage muette.

« XII. La sensibilité est très émoussée chez le chien enragé. Quand on le frappe, qu'on le brûle ou qu'on le blesse, il ne fait entendre ni les plaintes ni les cris par lesquels les animaux de son espèce expriment leurs souffrances, ou même simplement leurs craintes.

« Il y a des cas où le chien enragé se fait à lui-même des blessures profondes avec ses dents, et assouvit sa rage sur son propre corps sans chercher encore à nuire aux personnes qui lui sont familières.

« XIII. Le chien enragé fuit souvent le toit domestique au moment où, par les progrès de sa maladie, les instincts féroces se développent en lui et commencent à le dominer ; et, après un ou deux jours de pérégrination pendant lesquels il a cherché à satisfaire sa rage sur *tous les êtres vivants* qu'il a pu rencontrer, il revient souvent mourir chez ses maîtres.

11.

« XIV. Lorsque la rage est arrivée à sa période furieuse, elle se caractérise par l'expression de férocité qu'elle donne à la physionomie de l'animal qui en est atteint, et par les envies de mordre, qu'il assouvit chaque fois que l'occasion s'en présente; mais c'est toujours contre son semblable qu'il dirige ses attaques de préférence à tout autre animal.

« XV. Les fureurs rabiques se manifestent par des accès, dans les intervalles desquels l'animal tombe dans un état relatif de calme qui peut faire illusion sur la nature de sa maladie.

« XVI. Le chien enragé, libre, s'attaque d'abord, avec une très grande énergie, à tous les êtres vivants qu'il rencontre, mais de préférence au chien plutôt qu'aux autres animaux, et de préférence à ceux-ci plutôt qu'à l'homme. Puis, lorsqu'il est épuisé par ses fureurs et par ses luttes, il marche devant lui d'une allure vacillante, très reconnaissable à sa queue pendante, à sa tête inclinée vers le sol, à ses yeux égarés et à sa gueule béante, d'où s'échappe une langue bleuâtre et souillée de poussière. Dans cet état, il n'a plus grandes tendances agressives, mais il mord tous ceux, hommes ou bêtes, qui se trouvent ou qui vont se mettre à la portée de ses dents.

« Le chien enragé qui meurt de sa mort naturelle succombe à la paralysie et à l'asphyxie. Jusqu'au dernier moment, l'instinct de mordre le domine, et il faut le redouter même lorsque l'épuisement semble l'avoir transformé en corps inerte. »

La loi du 21 juillet 1881 édicte les prescriptions les plus rigoureuses et les plus précises à l'égard de la rage (article 10).

« La rage, est-il dit dans cette loi, *lorsqu'elle est cons-*

tatée chez les animaux, de quelque espèce qu'ils soient, entraîne l'abatage, qui ne peut être différé sous aucun prétexte.

« Les chiens et les chats *suspects de rage* doivent être immédiatement abattus.

« Le propriétaire de l'animal suspect est tenu, même en l'absence de l'ordre des agents de l'administration, de pourvoir à l'accomplissement de cette prescription. »

Est *suspect de rage* tout chien ou chat mordu ou seulement roulé par un chien enragé.

Le règlement d'administration publique de 1882 pour l'exécution de la loi sur la police sanitaire des animaux, complète et développe les mesures de protection contre la rage.

Le véritable colporteur de la rage, le plus dangereux entre tous, c'est le chien errant, sans maître, dont la provenance est inconnue, qui a été mordu peut-être par un chien enragé, mais qui l'a été à l'insu de tous.

Le règlement d'administration publique de 1882 édicte pour ces animaux les mesures suivantes :

« Tout chien circulant sur la voie publique en liberté, ou même tenu en laisse, doit être muni d'un collier portant gravés sur une plaque de métal les nom et demeure de son propriétaire.

« Les chiens trouvés sur la voie publique sans collier et les chiens errants, même munis de collier, sont saisis et mis en fourrière. Ceux qui n'ont pas de collier et dont le propriétaire est inconnu dans la localité sont abattus sans délai. »

Le règlement édicte encore les sages mesures suivantes :

« L'autorité administrative pourra, lorsqu'elle croira cette mesure utile, particulièrement dans les villes, ordonner par arrêté que tous les chiens circulant sur la voie publique soient muselés ou tenus en laisse.

« Lorsqu'un cas de rage a été constaté dans une commune, le maire prend un arrêté pour interdire, pendant six semaines au moins, la circulation des chiens, à moins qu'ils ne soient tenus en laisse.

« La même mesure est prise pour les communes qui ont été parcourues par un chien enragé. »

Il est absolument regrettable que toutes ces prescriptions légales restent constamment et presque partout en France à l'état de lettre morte.

Alors qu'une police sanitaire bien faite et bien exécutée a, pour ainsi dire, fait disparaître la rage de la ville de Berlin, les cas de rage canine augmentent dans des proportions vraiment terrifiantes à Paris et en France, et les dangers de rage humaine croissent d'autant.

De temps à autre, lorsqu'un malheur retentissant, un cas de rage déclaré chez un homme de notoriété, a rappelé l'attention sur la loi, on en exécute pendant quelques semaines les prescriptions si sages, on saisit et abat les chiens errants; les cas de rage diminuent immédiatement d'une façon très remarquable; puis on cesse d'appliquer la loi, et le taux de la rage canine remonte tout aussitôt. Dans une discussion récente l'Académie de médecine, l'éminent directeur de l'école vétérinaire d'Alfort, M. Nocard, a mis tous ces faits en lumière, et aussi la déplorable et coupable négligence que toutes les autorités semblent apporter à l'envi dans l'exécution de la loi sanitaire sur la rage.

Par bonheur, les merveilleuses découvertes de M. Pasteur nous permettent de concevoir une espérance là où autrefois il n'y avait qu'à désespérer.

Sur 100 individus mordus par des animaux enragés, en moyenne 16 devenaient enragés et étaient par conséquent voués à une mort fatale ; aujourd'hui, sur 100 personnes mordues et traitées aussitôt que possible après la morsure suivant l'admirable méthode de M. Pasteur, soit à l'institut vaccinal antirabique de Paris, soit à l'un des instituts qui se sont fondés en grand nombre à son modèle dans les pays étrangers, c'est à peine si *une seule* est dans la suite prise de rage. On voit donc combien le *traitement préventif* de la rage *après morsure,* dû à cet illustre savant, est venu modifier la situation des personnes mordues par des animaux enragés. Il est du devoir des gens éclairés d'engager avec insistance toute personne mordue par un animal enragé à recourir dans le plus bref délai aux soins d'un institut vaccinal antirabique.

LEÇON XIX

I. Morve.

II. Charbon.

III. Tuberculose.

IV. Peste bovine.

V. Péripneumonie contagieuse.

VI. Les inoculations péripneumoniques ; la vaccination charbonneuse de M. Pasteur.

I. Morve. — La morve et le farcin, qui ne sont en somme qu'une seule et même affection sous deux aspects différents, attaquent les espèces chevaline et asine, la première surtout.

La morve est une affection très contagieuse de cheval à cheval. Elle est, de plus, incurable. Mais — et c'est là un point capital — la morve peut se transmettre à l'homme qui approche le cheval morveux.

La morve est pour l'homme une affection absolument et toujours mortelle.

La loi du 21 juillet prescrit l'abatage immédiat des animaux reconnus morveux. Tout animal des espèces chevaline et asine qui a été en contact avec un animal morveux, et est par cela même suspect de morve, est-placé sous la surveillance d'un vétérinaire délégué, et abattu dans la suite, le cas échéant.

La chair des animaux abattus pour morve reconnue ne peut, sous aucun prétexte, être livrée au commerce qu'après désinfection.

II. Charbon. — Le charbon ou sang de rate est une maladie qu'on observe surtout dans les espèces chevaline, bovine et ovine, et cette dernière est la plus frappée. L'homme aussi peut être victime du charbon, et c'est surtout dans la catégorie des ouvriers qui manient les peaux d'animaux morts du charbon qu'on observe cette affection.

La loi du 21 juillet 1881 ordonne l'abatage des animaux charbonneux aussitôt que l'affection est reconnue.

Leur chair ne peut être livrée à la consommation, et les cadavres doivent être enfouis avec la *peau tailladée,* à moins qu'ils ne soient envoyés à un atelier d'équarrissage régulièrement autorisé.

Les cadavres d'animaux charbonneux non livrés à l'équarrisseur doivent être enfouis dans un enclos spécial, dans lequel on ne doit, sous aucun prétexte, faire paître les troupeaux; l'herbe ou la paille provenant d'endroits où ont été enfouis les animaux charbonneux ne doivent pas être utilisés pour la nourriture des animaux. Nous avons vu dans un autre chapitre la raison des dangers de l'herbe poussant sur la terre qui recouvre les cadavres d'animaux charbonneux.

Les peaux provenant des animaux charbonneux morts ou abattus ne peuvent être livrées au commerce qu'après désinfection dûment constatée.

III. Tuberculose. — Nous nous sommes étendu longuement, dans une autre partie de ce manuel, sur la tuberculose chez l'homme ; nous en avons dit les modes de contagion principaux.

Parmi les animaux, c'est surtout l'espèce bovine qui est frappée par cette maladie, et voici les mesures principales que prescrit contre les bovins tuberculeux un arrêté ministériel tout récent :

Isolement et séquestration de l'animal tuberculeux, qui ne peut être déplacé que pour être livré à l'abatage ;

Les viandes provenant d'animaux tuberculeux sont exclues de la consommation, dans certains cas bien déterminés (cas de tuberculose générale) ;

Ces viandes, exclues de la consommation, ainsi que les organes internes (viscères) de l'animal, ne peuvent servir à l'alimentation des autres animaux et doivent être détruits ;

L'utilisation des peaux n'est permise qu'après désinfection.

Nous avons dit ailleurs que la vente et l'usage du lait provenant de vaches tuberculeuses étaient interdits.

IV. Peste bovine. — La peste bovine, maladie qui vient dans nos pays occidentaux sous forme de terribles épizooties, et qui semble avoir son origine dans les steppes de la Russie et de l'Asie (comme le choléra, originaire de l'Orient, sévit épidémiquement sur les contrées d'Europe), la peste bovine, disons-nous, frappe non seulement l'espèce bovine, mais toutes les espèces de ruminants.

En raison des terribles désastres, des pertes immenses que l'agriculture éprouve lorsque sévit une épizootie de peste bovine, la loi du 21 juillet a édicté les mesures de défense les plus sévères contre cette maladie.

Lorsqu'elle est constatée, les animaux qui en sont atteints, et ceux de l'espèce bovine qui ont subi le contact d'animaux malades, alors qu'ils ne présenteraient aucun signe apparent de maladie, sont abattus.

Les animaux des espèces ovine et caprine qui ont été exposés à la contagion, sont *isolés* et soumis à des mesures sanitaires particulières.

La chair des animaux abattus ne peut être livrée à la consommation ; les cadavres seront enfouis avec la *peau tailladée,* à moins qu'ils ne soient envoyés à un atelier d'équarrissage autorisé.

V. Péripneumonie contagieuse. — La péripneumonie est une maladie de l'espèce bovine, maladie fixée dans nos contrées, où elle occasionne chaque année de nombreuses pertes.

La loi du 21 juillet édicte que les animaux atteints de cette maladie doivent être abattus, et qu'il faut procéder à l'*inoculation* des animaux d'espèce bovine dans les localités reconnues infectées de cette maladie.

La chair des animaux abattus pour cause de péripneumonie ne peut être livrée à la consommation publique qu'en vertu d'une autorisation du maire, sur l'avis conforme du vétérinaire délégué.

Les poumons, siège principal du mal, sont détruits ou enfouis ; l'utilisation des peaux demeure permise après désinfection.

VI. Les inoculations péripneumoniques; la vaccination charbonneuse de M. Pasteur. — Après ce rapide exposé de quelques notions sommaires de police sanitaire, nous devons signaler quelques pratiques destinées à mettre les animaux domestiques à l'abri de certaines maladies contagieuses.

Il est essentiel de connaître ces pratiques et d'en savoir la valeur, car l'agriculture y trouve une défense sérieuse contre certaines épizooties.

Nous avons dit, dans une autre partie de ce manuel, qu'au xviii° siècle, pour préserver de la variole on variolisait, c'est-à-dire que l'on conférait volontairement aux individus une variole bénigne, une varioloïde, qui les mettait à l'abri de toute atteinte variolique pour la vie.

Il existe en vétérinaire une pratique analogue, qui consiste à donner, par un procédé spécial, l'*inoculation à la queue*, la péripneumonie aux animaux de l'espèce bovine, mais une péripneumonie atténuée ; cette atteinte bénigne, qui ne tue pas, les préserve pour l'avenir de toute manifestation de péripneumonie, maladie qui, dans les conditions naturelles, c'est-à-dire prise auprès d'un animal malade, est mortelle, et en tout cas entraîne l'abatage d'après la loi; c'est là ce qu'on appelle l'inoculation de la péripneumonie, pratique prévue par la loi du 21 juillet.

M. Pasteur a découvert le moyen de préserver les animaux du charbon. Cette préservation s'appelle la *vaccination charbonneuse*. Il importe que personne n'ignore les bienfaits de cette admirable découverte. Le charbon causait autrefois aux agriculteurs de certaines contrées de la France, parmi lesquelles la Beauce venait au premier rang, des pertes énormes; ceux d'entre les agriculteurs qui ont, depuis quelques années, fait pratiquer la vaccination charbonneuse sur leurs trou·peaux de moutons (c'est à cet animal plus spécialement frappé par le charbon que s'applique surtout la vaccination), ont vu leurs pertes réduites à une proportion insignifiante.

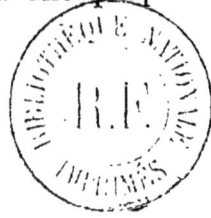

FIN

TABLE DES MATIÈRES

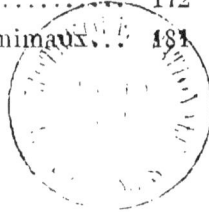

SOCIÉTÉ ANONYME D'IMPRIMERIE DE VILLEFRANCHE-DE-ROUERGUE
Jules BARDOUX, Directeur.

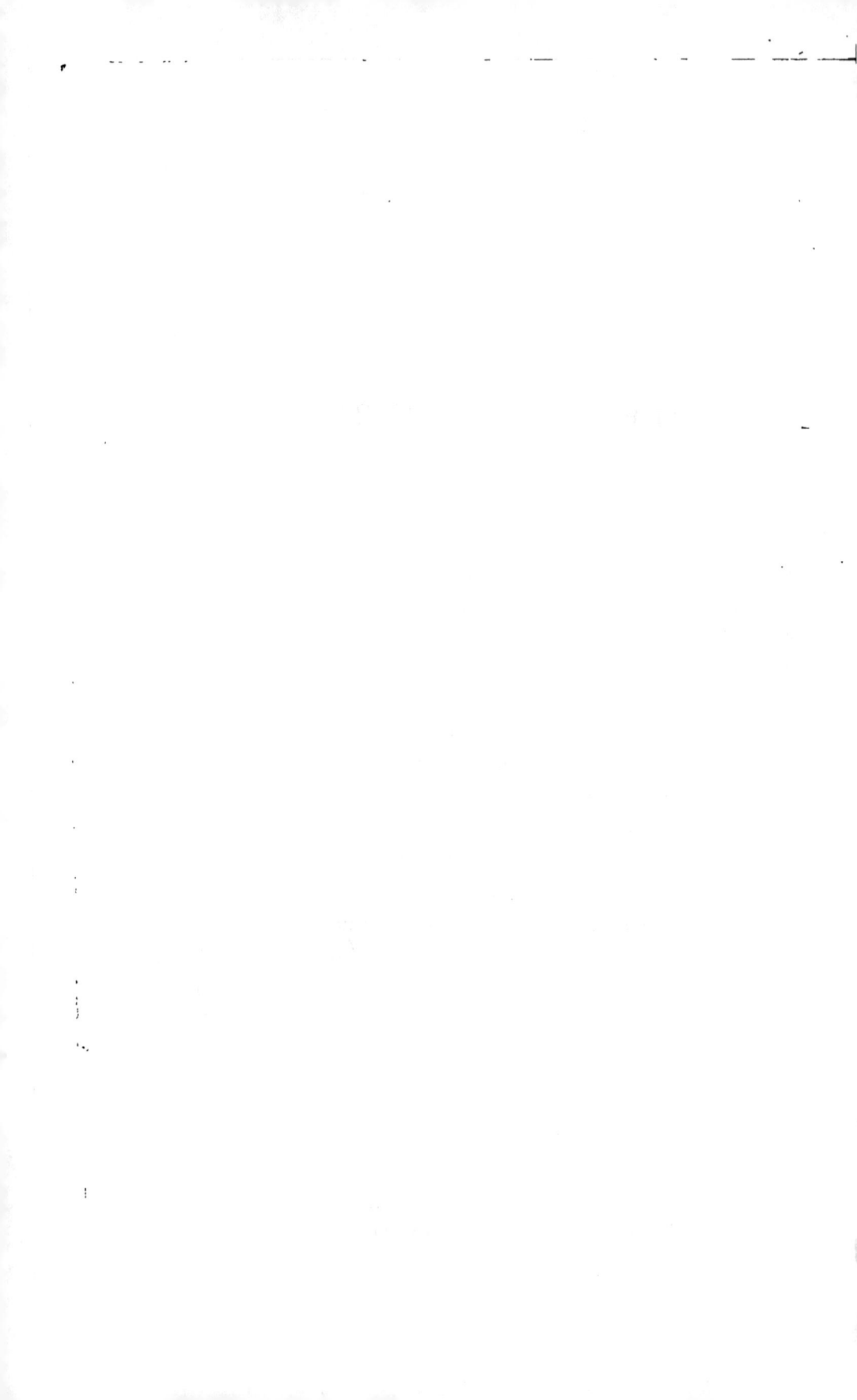

CLASSIQUES FRANÇAIS

BOILEAU: Œuvres poétiques (TRAVERS). in-12, cart................... 1 50
— Œuvres complètes (PELLISSIER)........ 2 50
— Art poétique (PELLISSIER)............ 1 »
BOSSUET : Discours sur l'histoire universelle (DELACHAPELLE). In-12, cart....... 2 50
— Le même ouvrage. 3e partie : Les Empires (GAZEAU). In-12, cart.............. 1 25
— Sermons choisis (BRUNETIÈRE). In-12, broché................................ 2 »
— Sermons sur l'honneur du Monde et sur la mort (BRUNETIÈRE). In-12, cart. 1 »
— Oraisons funèbres (DIDIER). In-12, cartonné.............................. 1 60
— Œuvres philosophiques (BRISBARRE). In-12 broché............................. 3 50
— Traité de la Connaissance de Dieu et de soi-même (BRISBARRE) In-12, broch. 1 60
— Chefs-d'Œuvre oratoires (D. BERTRAND). In-12, cart...................... 3 »
BOURDALOUE : Morceaux choisis (HATZFELD) In-12, cart......................... 1 8J
BUFFON : Morceaux choisis (HÉMARDINQUER). in-12, cartonné.................... 1 50
— Œuvres choisies (HÉMON). In-12, car. 2 75
— Discours sur le style (HÉMARDINQUER). In-12, cart............................... 30
— Le même ouvrage (HÉMON). In-12, car. » 50
CHATEAUBRIAND : Les Martyrs, livre VI (PELLISSIER). In-12, cart............. » 75
CHENIER : Poésies choisies (BECQ DE FOUQUIÈRES). In-12, cart............. 1 »
CONDILLAC : Traité des Sensations (PICAVET) In-12, cart......................... 2 50
CORNEILLE : Le Cid. In-12, cart...... 1 50
Cinna, Horace, Pompée, Polyeucte, Rodogune, Le Menteur, Nicomède (édit. HÉMON), Sertorius (HEINRICH). Chaque vol. in-12, cart.................... 1 »
— Théâtre (HÉMON). 4 vol. brochés..... 12 »
Reliés et dans un étui............... 16 »
DESCARTES : Discours de la Méthode (RABIER), suivi d'études critiques in-12, broché................................ 2 »
— Première Méditation (RABIER). In-12, broché................................ » 25
— Principes de la Philosophie (LIARD). In-12, cart............................. 1 50
DIDEROT : Morceaux choisis (FALLEX). In-12, cart........................... 2 75
FENELON : Dialogue des Morts (GALUSKI.) In-12, cart............................ 1 60
— Dialogues sur l'Éloquence (DESPOIS). In-12 cart.............................. » 80
— Lettres sur les occupations de l'Académie (DESPOIS). In-12, cart......... » 80
— Fables (MICHEL). In-18, cart........ » 60
— Morceaux choisis (DIDIER). In-18.... 1 75
— Les Aventures de Télémaque (COLINCAMP) in-12, cart............................ 1 80
— Les Aventures de Télémaque livres V, VII, X, XII (COLINCAMP). in-12, cart..... » 75
— Traité de l'existence de Dieu (JEANNEL). in-12, broché......................... 2 »
— Sermon pour l'Épiphanie (HATZFELD). in-12, cart............................ » 60
— Traité de l'Éducation des filles (ROUSSELOT). in-12, broché................. 1 »

FLECHIER : Oraisons funèbres (DIDIER). in-12, cart........................... 1 50
FONTENELLE : Choix d'éloges (JANET) in-12, cart............................... 2 50
LA BRUYÈRE : Les Caractéres (HÉMARDINQUER). in-12, cart.................... 2 80
— On vend séparément : Des ouvrages de l'esprit........................... » 40
— Du mérite personnel et des biens de fortune.............................. » 40
LA FONTAINE : Fables (COLINCAMP). in-12, cartonné............................. 1 60
LEIBNITZ : Nouveaux Essais sur l'entendement humain (BOUTROUX). in-12, car. 2 50
LOGIQUE de PORT-ROYAL (CHARLES). in-12, broché.............................. 3 »
MALEBRANCHE : De l'Imagination (G. LYON) in-12, cart........................... 1 »
MASSILLON : Morceaux choisis (HIGNARD). In-12, cart......................... 1 »
MOLIÈRE : L'Avare, Le Bourgeois gentilhomme, Les Femmes savantes, Le Misanthrope, Tartufe, Les Précieuses Ridicules (PELLISSON). Chaque vol. in-12, car. 1 »
MONTAIGNE : Extraits (PETIT DE JULLEVILLE). in-12, cartonné............. 2 50
— De l'institution des enfants (HÉMON). in-12. cartonné............. 1 »
MONTESQUIEU : Grandeur et Décadence des Romains (DÉZOBRY). in-12, cart... 1 50
— Le même (PETIT DE JULLEVILLE). in-12 car. 1 50
— Esprit des Lois, livres 1 à V (JANET) in-12, cartonné...................... 2 »
PASCAL (Édition HAVET) : Opuscules philosophiques.......................... » 75
— Pensées, in-12, cartonné........... 3 »
— Le même ouvrage, 2 vol. in-8, br. 8 »
— Pensées, art. 1 et II. in-12, cartonné » 60
— Provinciales. 2 vol. in-8,........ 7 50
— Le même ouvrage, 2 vol. in-12, broché. 5 »
— Provinciales, I, IV, XIII......... 1 50
— Provinciales, I, V, XIV.......... 1 50
— XIVe Provinciale in-12, cart....... » 60
— Entretien, avec M. de Saci (GUYAU) in-12, broché........................ 1 »
— Le même ouvrage, avec extraits, in-12, b. 3 50
RACINE: Andromaque, Athalie, Esther, Britannicus, Iphigénie, Mithridate, Plaideurs, Phèdre (édit. BERNARDIN). chaque vol. in-12, cartonné.......... 1 »
— Théâtre complet (BERNARDIN). 4 volumes in-12, brochés...................... 12 »
Reliés et dans un étui............ 16 »
ROUSSEAU (J.-B.) Œuvres lyriques (MANUEL). in-12, cartonné............ 1 50
ROUSSEAU (J.-J.) : Morceaux choisis (FALLEX). in-12, cartonné.......... 2 75
SÉVIGNÉ : Lettres choisies (MARCOU), in-12, cartonné........................ 1 25
VOLTAIRE : Charles XII (GEFFROY) in-12, cartonné............................. 1 60
— Mérope, in-18, cartonné........... » 40
— Siècle de Louis XIV (DAUBAN). in-12, cartonné.............................. 2 75
— Lettres choisies (FALLEX). in-12 cart. 2 75
— Extraits en prose (FALLEX)... in-12, cartonné.............................. 3 »
— Le Voltaire des écoles (LAVIGNE et X***). in-12, cart............... 1 50

HISTOIRES LITTÉRAIRES

Histoire de la littérature française, par TIVIER, doyen de la Faculté des lettres de Besançon. 1 v. in-12, cart. 3 50

Histoire des principaux écrivains français, depuis l'origine de la littérature jusqu'à nos jours, par A. ROCHE. 2 vol. in-12. . 7 »

Précis historique et chronologique de la littérature française, depuis ses origines jusqu'à nos jours, par A. BOUGEAULT. 1 vol. in-12, br. . . . . 3 »

Le XVIe siècle en France, tableau de la littérature, suivi d'un recueil de morceaux choisis par DARMESTETER docteur ès lettres, et HATZFELD, profes. de rhétorique au Lycée Louis-le-Grand, in-12 br. 6 »

La littérature française, depuis la formation de la langue jusqu'à nos jours. *Lectures choisies*, par le lieutenant-colonel STAAFF. 6 v. gr. in-8, br. . . . . 25 »

On vend séparément :

1er cours (842-1715) . . . 3 »
2e — (1715-1790) . . . 4 50
3e — (1790-1830) . . . 4 »
4e — (1830-1860) . . . 4 50
5e — (Prosateurs vivants) 4 »
6e — (Poètes vivants). . 5 »
Cart. de chaque cours . . » 60
Rel. de 2 cours en 1 tome . 2 »
1/2 chagrin, tr. dorée. . . 3 »

Histoire abrégée de la littérature latine, par l'abbé J. VERNIOLLES. 1 vol. in-12, cart. . 2 »

Histoire abrégée de la littérature grecque, par LE MÊME. 1 v. in-12, cart 2 25

Histoire de la littérature grecque, par DELTOUR, inspecteur général de l'enseignement secondaire, 1 vol. in-12, cart. . . 4 50

Histoire de la littérature romaine, par LE MÊME. 1 vol. in-12, cart 4 50

Histoire des littératures étrangères, par LE MÊME. 1 vol. in-12 cart . . . . » »

Histoire de la littérature grecque, par E. BURNOUF, directeur de l'École française d'Athènes.

2 vol. in-8, brochés . . . 10 »
— *Le même ouvrage*. 2 vol. in-12, brochés . . . . 7 »

Histoire de la littérature romaine, par PAUL ALBERT, 2 vol. in-8, brochés. . . . . . 10 »
— *Le même ouvrage*. 2 vol. in-12, brochés . . . . 7 »

Tableau des littératures anciennes et modernes, où Histoire des opinions littéraires chez les anciens et les modernes, par A. THÉRY. 2 vol. in-8, br. . 10 »

Précis de littérature ancienne par BOUCHOT, professeur au Lycée Louis-le-Grand. 1 v. in-12, br. 2 50

Essais de littérature anglaise, par JAMES DARMESTETER, docteur ès lettres, 1 vol. in-12, br. . 3 50

Histoire de la littérature italienne depuis la formation de la langue jusqu'à nos jours, par PERRENS, inspecteur d'Académie à Paris, 1 vol. in-8, broché. . 6 »
— *Le même ouvrage*, 1 v. in-12. 3 50

Histoire de la littérature espagnole, depuis ses origines les plus reculées jusqu'à nos jours, par EUGÈNE BARET, ancien doyen et professeur de littérature étrangère à la Faculté des lettres de Clermont, inspecteur d'Académie à Paris, membre de l'Académie de Madrid, 1 vol. in-8, br. . . 7 »
— *Le même ouvrage* suivi d'une anthologie. 1 vol. in-12, br. 5 »

Dictionnaire général de Biographie et d'histoire, *de Mythologie, de Géographie ancienne et moderne* comparée *des antiquités et des institutions grecques, romaines, françaises et étrangères*, par CH. DEZOBRY et TH. BACHELET *et une société de littérateurs, de professeurs et de savants*. 10e édition, entièrement refondue. 2 vol. grand in-8 jésus, à deux colonnes, de 3.000 pages environ, br. 25 »

Dictionnaire général des lettres, des beaux-arts et des sciences morales et politiques, par TH. BACHELET et CH. DEZOBRY, 4e édition, 2 vol. in-8 brochés . . . . 25 »

LE PANTHÉON LITTÉRAIRE

CHEFS-D'ŒUVRE DE L'ESPRIT HUMAIN

Volumes gr. in-8º, à 2 colonnes. — Prix de chaq. vol. broc.   7 50
Avec une reliure toile anglaise, fers spéciaux. . . . .   10 »

THÉOLOGIE

Monuments primitifs de l'Eglise
  chrétienne . . . . 1 vol.
S.Jérôme.Œuvres diverses . . . 1 —
Choix d'ouvrages mystiques . 5 —
Lettres édifiantes. . . . . 1 —
Livres sacrés d'Orient. . . . . 1 —
Fleury. Œuvres diverses. . . . 1 —

SCIENCES

Bacon. Œuvres philosoph. . . . 1 vol.
Descartes. Œuvres philosoph. . . 1 —
Montaigne. Œuvres compl. . . . 1 —
Moralistes français : Charron, Pascal,
  La Rochefoucauld, La Bruyère, Vau-
  venargues. . . . . 1 vol.

BELLES-LETTRES

Petits poèmes grecs. . . . . . . 1 vol.
Les Mille et un Jours, contes
  persans . . . . 1 vol.
Les Mille et une Nuits, contes
  arabes . . . . 1 vol.

HISTOIRE

Hérodote, Ctésias, Arrien. . . . . . 1 vol.
Polybe, Hérodien, Zozyme. Histoire de la
  Républ. romaine . . . . 1 vol.
Thucydide et Xénophon. Œuvres com-
  plètes . . . . 1 vol.
Flavius Josèphe. Œuvres complèt 1 vol.
Gibbon. Histoire de la décadence et
  de la chute de l'Empire romain 2 vol.

HISTOIRE DE FRANCE

Anonyme grec; Dorothée; Théodule ou
  Thomas Magister; Ramon Muntaner;
  Bernard d'Esclot; Anonyme sicilien.
  Chroniques. . . . . 1 vol.
Froissart. Chroniques de France et
  d'Angleterre. — Anonyme. — Jean le
  Maigre, dit Boucicaut. Le livre des
  faits (1327 à 1408). . . . . . 3 vol.
Anonyme. Chronique de du Guesclin.
  — Cabaret d'Oronville; Christine de Pisan;
  Juvénal des Ursins; Miguel de Werms;
  Baudoin d'Avesnes; Guillaume de Gaian;
  Mignon de Rochefort . . . . . . 1 vol.
  Approuvé par la commission d'examen des livres
  de prix et de bibliothèques de quartier.
Enguerrand de Monstrelet Chroniques
  (1402-1444). . . . . , . . 1 vol.
  Approuvé par la commission d'examen des livres
  de prix et de bibliothèques de quartier.

Georges Chastellain.Chroniques des ducs
  de Bourgogne (1444-1460). 1 vol.
Matthieu de Coussy; Jean de Troyes;
  Guillaume Gruel. — Anonyme. Chronique
  de la Pucelle et de son procès. —
  Guy de Laval: Perceval; de Boulgumarck;
  Mathieu Thomassin; Christine de Pisan;
  Pierre de Fenin. — Anonyme Journal
  d'un bourgeois de Paris. —Anonyme :
  Poème anglais, sur la bataille
  d'Azincourt . . . . 1 vol.
  Approuvé par la commission d'examen des
  livres de prix.
Philippe de Commines; Guillaume de
  Villeneuve;Olivier de la Marche; Charolais
  Jean Boucher. . . . . 1 vol.
Jacques du Clercq; Francisco de Trasne;
  Saad-Eddin-Effendi. Le Febvre de Saint-
  Rémy; Bonamy. . . . . 1 vol.
  Loyal serviteur. Histoire de Bayard.
  Guillaume de Marillac; Antoine de Laval;
  Jacques Bonaparte; Robert de la Marck;
  Louise de Savoie; Martin du Bellay 1 vol.
  Approuvé par la commission d'examen des livres
  de prix et de bibliothèques de quartier.
Blaise de Montluc. Mémoires de
  1525 à 1570 . . . . 1 vol.
  Approuvé par la commission d'examen des livres
  de prix et de bibliothèques de quartier.
Jean de Saulx-Tavannes; Boyoin du
  Villars. Mémoires . . . . 1 vol
Bertrand de Salignac de la Mothe Fénelon;
  G. de Coligny; Cl. de la Chastre; G. de
  Rochechouart; M. de Castelnau; J. Mergey;
  F. de la Noue, dit Bras-de-Fer; A. Gamon;
  J. Philippi; H. de la Tour d'Auvergne,
  vicomte de Turenne; G. de Saulx-
  Tavannes ; Marguerite de Valois ;
  J.-A. de Thou; J. Choisnin; M. Merle 1 vol.
De la Place; Régnier de la Planche;
  Th.Agrippa d'Aubigné; F. de Rabutin 1 v.
Robert Macquereau : les deux Hurault;
  G. Pape ; J. Gillot ; F. Chrestien; N. Rapin,
  Pithou, Passerat; Durand. . . . 1 vol.
  Approuvé par la commission d'examen des livres
  de prix.
Palma Cayet ; M. de Marillac; Villeroy;
  C de Valois(1576 à 1604) . . . . . 2 vol.
  Approuvé pour les bibliothèques de professeurs.
Jeannin (Président). Négociations
  (1598 à 1620) . . . . 1 vol.
  Approuvé par la commission d'examen des livres
  de prix.

Chaque volume contient la matière de 10 à 12 volumes in-8º.

Librairie CH. DELAGRAVE, 15, rue Soufflot, Paris.

ATLAS
DE GÉOGRAPHIE

PHYSIQUE, POLITIQUE ET HISTORIQUE

RENFERMANT 48 CARTES

A L'USAGE DES CLASSES

PAR

Le Colonel NIOX | **Eugène DARSY**

Professeur à l'École supérieure de guerre. | Professeur d'histoire au Lycée Louis-le-Grand.

In-4°, relié toile : **7 fr. 50**

TABLE DES CARTES

CARTES PHYSIQUES ET POLITIQUES

CARTES HISTORIQUES

www.ingramcontent.com/pod-product-compliance
Lightning Source LLC
Chambersburg PA
CBHW070522200326
41519CB00013B/2902